One Health
科普丛书
丛书主编/沈建忠

主编/沈张奇　李佳萍　张嵘

小微博士
微观世界历险记

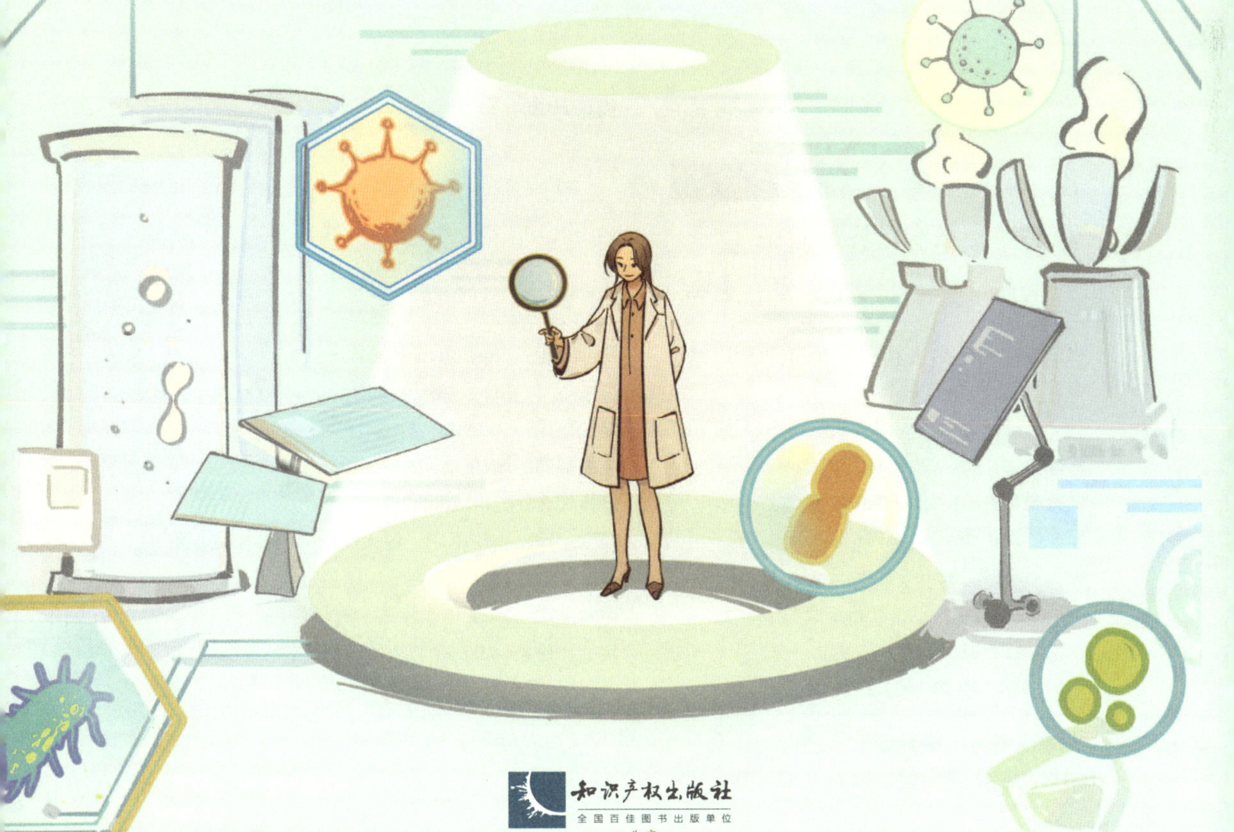

知识产权出版社
全国百佳图书出版单位
—北京—

图书在版编目（CIP）数据

小微博士微观世界历险记 / 沈张奇，李佳萍，张嵘主编．— 北京：知识产权出版社，2025.3．—（One Health 科普丛书 / 沈建忠主编）．— ISBN 978-7-5130-9652-2

Ⅰ．R446-49

中国国家版本馆 CIP 数据核字第 20240BR332 号

内容提要

本书设定在未来，讲述了 Ω 实验室的专家们如何应对那些传统医院束手无策的重症与疑难杂症的故事。实验室创始人沈教授和主角小微博士带领团队，针对疑难杂症、急症，利用尖端科技进入人体，对抗各种病原体，如细菌、真菌、疟原虫及螺旋体等。在复杂多变的病症面前，他们一次次突破技术障碍，揭开疾病感染的面纱，并找到治疗之道。本书通过一场场紧张刺激的微观探险，展示了科学的力量与人性的光辉，给读者带来知识的乐趣及其深刻启示。

责任编辑：郑涵语　　　　　　　　责任印制：刘译文

One Health 科普丛书 / 沈建忠主编

小微博士微观世界历险记

沈张奇　李佳萍　张　嵘　主编

出版发行：知识产权出版社有限责任公司	网　址：http://www.ipph.cn
电　话：010-82004826	http://www.laichushu.com
社　址：北京市海淀区气象路 50 号院	邮　编：100081
责编电话：010-82000860 转 8569	责编邮箱：laichushu@cnipr.com
发行电话：010-82000860 转 8101	发行传真：010-82000893
印　刷：天津嘉恒印务有限公司	经　销：新华书店、各大网上书店及相关专业书店
开　本：720mm×1000mm　1/16	印　张：18.5
版　次：2025 年 3 月第 1 版	印　次：2025 年 3 月第 1 次印刷
字　数：230 千字	定　价：68.00 元

ISBN 978-7-5130-9652-2

出版权专有　侵权必究

如有印装质量问题，本社负责调换。

编委会

丛书主编 沈建忠

主　　编 沈张奇　李佳萍　张　嵘

编　　委（按姓氏拼音排序）

包丹妮　蔡加昌　陈瑛绮　董　宁

顾丹霞　胡燕燕　焦　莹　雷远征

李金樾　梁惠婷　倪英玲　唐　琳

夏晓妮　叶思思　张美燕　赵贺敏

周宏伟

丛书序

21世纪，经济全球化给我们的生活带来了翻天覆地的变化。人类在享受全球化飞速带来的发展成果的同时，也面临着严峻的健康挑战。新型突发传染病、食品安全、环境污染等公共卫生事件频发。越来越多的研究发现，人类的健康与动物及所生活的生态系统息息相关。人兽共患病因随着动物和人类之间的互动相互传播，而环境的变化可能会加速疾病的传播；抗微生物药物的滥用会导致病原体对药物产生耐药性，这些耐药的微生物会通过环境和食物链在动物和人类之间传播，最终导致抗微生物药物失效。近年来，国内外的研究结果都在提醒人们，人类的健康不再是狭义的健康，"同一健康"(One Health)的概念应运而生。"同一健康"理念旨在可持续地平衡和改善人类—动物—植物—生态系统的健康，呼吁人们通过跨学科、跨部门、跨行业的合作，采用整体、系统的策略来识别人类—动物—植物—生态系统之间的相互联系。2022年10月17日，联合国粮食及农业组织（FAO）、联合国环境规划署（UNEP）、世界卫生组织（WHO）和世界动物卫生组织（WOAH）四方共同发布《"同一健康"联合行动计划》，为"同一健康"理念的践行提供了切实可行的行动计划。

为了增进公众对"同一健康"的认知，本着促进科学技术知识的普及和传播，中国农业大学和浙江大学的师生们精心策划了"One Health科普丛书"。本系列丛书紧密围绕"同一健康"主题，联合临床医学、动物医学、环境科学、食品科学等学科，着眼于与人类生活密切相关的健康问题，涵盖临床感染性疾病的诊治、食源性疾病、宠物健康、食品安全、抗生素耐药性等问题，深入浅出地传播微生物科学知识。希望通过对这套丛书的阅读，读者对人类—动物—植物—生态系统有一个更加深刻的理解和认识。

中国工程院院士

沈建忠

前　言

在当代社会，人类、动物、植物和生活的生态系统之间有着千丝万缕的联系。要实现人类的健康，仅着眼于人类的健康是远远不够的，在这样的背景下，One Health 理念应运而生。从 One Health 视角出发，以实现共同的健康为目标，我们不仅要关注人类自身的健康，也要关注与我们共存的动物、植物，以及我们赖以生存的环境，这就凸显了跨学科合作的重要性。

微生物，包括细菌、真菌、病毒、寄生虫等，是地球上最古老的居民之一。它们与宿主（包括人类、动物和植物）之间存在复杂的互作关系。这些关系可以是共生的、互利的，也可能是致病的。这些微生物如何在宿主体内生存，它们如何影响宿主的健康，以及宿主如何通过自身免疫系统来抵御或适应这些微生物。

作为 One Health 科普丛书之一，《小微博士微观世界历险记》将通过一系列常见病原微生物感染的典型病例，以生动有趣的故事形式为读者展现一个肉眼看不见的神奇微观世界。借助高科技手段，让病原微生物无处遁形，让病原微生物与宿主之间的相互作用不再晦涩难懂，疾病的精准治疗得以实现。此外，对于抗生素耐药性等当前健康领域的热点问题，本书也做了深入浅出的解析。

通过科普教育，我们希望能够激发公众对科学的兴趣，尤其是对微生物学和One Health理念的认识。我们相信，通过了解微生物世界，人们可以更好地理解健康问题的复杂性，从而采取更明智的行动来保护自己和环境。这套丛书旨在为不同年龄层的读者提供知识，从儿童到成人都能从中获得启发。

我们诚邀您打开本书，与小微博士一起，深入探索这个既微小又宏大的世界。在这里，每一次发现都可能引领我们走向更健康的未来。祝您阅读愉快！

故事背景

沈教授新建的Ω实验室坐落在市郊的河边，从大大的落地窗可以看到波光粼粼的河面。小微博士站在沈教授身后说道："沈教授，您挑的实验室的地理位置真不错啊，既能看到远处的山，又能看到近处的水。"沈教授回答："是呀，不仅是实验室的环境优美，更重要的是咱们的科研力量不容小

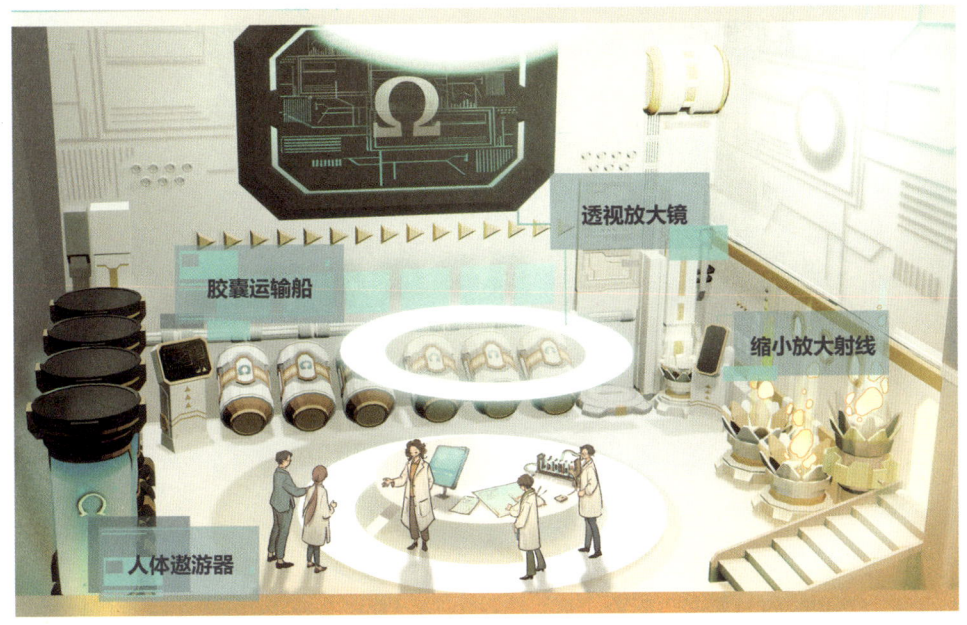

▲ Ω实验室

觑。你不就是被我从牛津大学邀请回来了的嘛。"小微博士笑着说:"是啊,虽然我从清华大学毕业后一直在牛津大学做研究,现在咱们国家对科研的重视程度非常高,实验室环境和实验设施都不逊色于发达国家。"沈教授说:"没错,我还从全世界各地邀请了不同领域的专家和学者,相信不久的将来一定会有所突破的。"小微博士问:"沈教授,那咱们实验室具体除了我所涉及的病原微生物之外还做哪方面的研究呢?"沈教授回答:"我们要打造一个急救与科研并体的实验室,也就是说一些常规医院解决不了的疑难杂症、急症,都可以来我们这里进行治疗。我们同时对这些疾病进行一定的科学研究,掌握其规律,从而更好地服务大众。"小微博士很认可沈教授的想法,说:"这样既可以解决病症问题,又可以对病症进行研究,二者结合,让临床为科研提供思路,科研为临床服务,真的好棒!"沈教授说:"是呀,并且我们引进的研究员也都在各自的领域有着丰富的经验。"

人物名称：沈教授

年　　龄：50

人物背景：Ω实验室创始人、病原微生物专业教授

人物特长：研制新型病原微生物诊断仪器

性格特点：沉稳、醉心于全球健康管理

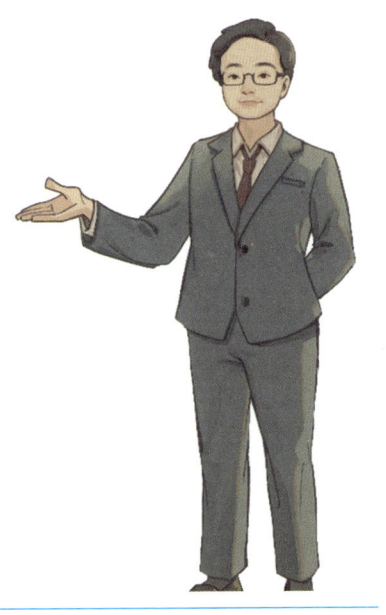

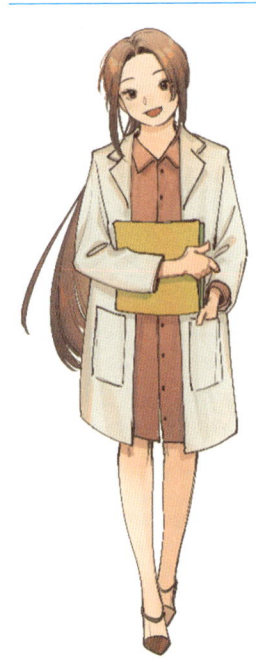

人物名称：小微博士

年　　龄：22

人物背景：博士毕业于清华大学医学院病原微生物专业，后来一直在牛津大学做病原微生物的相关研究，现在被沈教授邀请来Ω实验室做研究员（智力超群，少年班学员，最年轻的病原学博士）。

人物特长：熟知病原微生物的生物性特性

性格特点：活泼、爱撒娇、爱笑

习惯动作：摸鼻子，比剪刀手

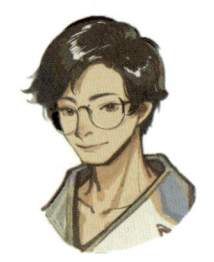

人物名称：林翎

年龄：33

人物背景：临床检验诊断学博士

人物特长：擅长病原微生物的检测，从事微生物耐药机制的研究

性格特点：冷静、严谨、专注，常常忘我地做实验

习惯动作：思考难题的时候喜欢触碰眼镜

人物名称：张慕慕教授

年龄：30

人物背景：临床医学博士、Ω 实验室医学顾问

人物特长：擅长分析疾病起因、生理病理和临床治疗等

性格特点：果断、有想法

习惯动作：遇到难题习惯把头发扎起来，放松状态会把头发披着，喜欢拨动头发

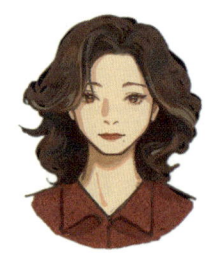

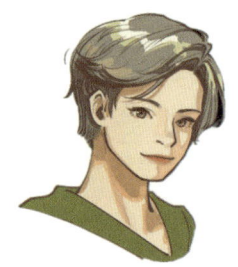

人物名称：赵秋雨

年龄：28

人物背景：生物医学工程博士

人物特长：擅长各种仪器及设备的操作，擅长研究攻击微生物的武器及微生物的防控

性格特点：性格坚毅，沉着冷静

习惯动作：擦拭抗生素武器，喜欢穿军工装

目　录

※ 病从口入——吃的食物要注意 ※

1. 鲜美又危险的生食　　　　　　　　　　　003
2. 沙门氏菌——急性腹泻的元凶　　　　　　010
3. 卫生干净是保障，霍乱弧菌退！退！退！　016
4. 产气荚膜梭菌——汹涌发酵的杀手　　　　022
5. 蜡样芽孢杆菌——魔鬼与天使的结合　　　027
6. 食源性致病菌之空肠弯曲菌　　　　　　　033
7. 冰箱里的"杀手"——不怕冷的李斯特菌　038
8. 疑似阑尾炎的耶尔森菌感染性急性肠胃炎　042
9. 肠道核心菌属——双歧杆菌　　　　　　　047
10. 不怕抗生素的轮状病毒　　　　　　　　　051

※ 危险的多重耐药菌 ※

11. 肆虐社区、医院的肺炎克雷伯氏菌　　　　057
12. 医院感染的主力军——鲍曼不动杆菌　　　064
13. 健康人群也会"中招"的金黄色葡萄球菌　069
14. 多重耐药菌——屎肠球菌　　　　　　　　074

※ 增强免疫力，感染病菌不怕不怕啦 ※

15. 流感嗜血杆菌引起的慢性阻塞性肺炎加重　　　　083
16. 新的尝试——铜绿假单胞菌　　　　　　　　　　089
17. 免疫力低下的感染常客——诺卡菌　　　　　　　094
18. 关节置换术后需警惕大芬戈尔德菌感染　　　　　100
19. 酗酒导致的慢性乙型肝炎急性发作　　　　　　　105
20. 不容小觑的化脓性链球菌　　　　　　　　　　　110
21. 潜伏的"元凶"——沙雷菌　　　　　　　　　　115

※ 可爱的动物也有不可爱的微生物 ※

22. 接触鸟类易得"鹦鹉热衣原体"　　　　　　　　123
23. "病马"要远离——鼻疽伯克霍尔德菌　　　　　128
24. 猪红斑丹毒丝菌——人兽共患菌　　　　　　　　133
25. 猪链球菌——养猪户的天敌　　　　　　　　　　138
26. 人兽共患的Q热　　　　　　　　　　　　　　　142
27. 小心那只猫——弓形虫的感染　　　　　　　　　146
28. 人兽共患病之——猴痘　　　　　　　　　　　　153
29. 闻风丧胆的狂犬病毒　　　　　　　　　　　　　159
30. 因鼠而起，却不是鼠疫的汉坦病毒　　　　　　　163

※ 季节流行病，不中招也要当心 ※

31. 儿童高发的肺炎支原体感染该如何应对？　　　　171
32. 冬季常见呼吸道疾病之流感、合胞病毒　　　　175
33. 肺炎的隐藏"元凶"之一——肺炎链球菌　　　　181
34. "花花公子热"的始作俑者　　　　184
35. 潜伏的危险——卡他莫拉菌　　　　189

※ 少见不多怪的病原微生物感染 ※

36. 路邓葡萄球菌——与众不同的凝固酶阴性葡萄球菌　　　　197
37. 凝固酶阴性葡萄球菌不致病？　　　　201
38. 美容需谨慎——小心感染分枝杆菌　　　　205
39. 百闻不如一见——请看马红球菌　　　　210
40. 败毒梭菌——恶魔的吻　　　　215
41. 河流漫游球菌——独特的球菌　　　　220
42. 惠普尔养障体——意料之外的"罪魁祸首"　　　　225
43. 逆行的尿气球菌，少见的血流感染　　　　232
44. 斑疹伤寒病原体——胞内寄生的立克次体　　　　237
45. 时刻谨记保护自己——小心"梅毒螺旋体"　　　　241
46. 不简单的面瘫——神经莱姆病　　　　244
47. 离你我并不遥远的钩体病　　　　248
48. 谈"艾"色变　　　　253

※ 不仅仅是虫 ※

49. 利什曼原虫——被忽视的"感冒" **261**
50. 一个关于"疟"的故事——疟原虫 **266**
51. 钉螺内暗藏的"致命杀手"——血吸虫 **272**

病从口入

——吃的食物要注意

1. 鲜美又危险的生食

仲夏傍晚的 Ω 实验室外，小池塘里的荷花铺满了水面，一股热风吹过，热气携着花香横冲直撞地砸在坐在湖心亭的小微博士脸上。小微博士也不吝啬，疯狂地吸入香气，不想错过哪怕一丝丝。沈教授在楼上的落地窗旁看着这一幕，不禁泛起笑意。突然一阵刺耳的警笛声把沈教授的目光拉到旁边的公路上，两辆救护车飞驰到 Ω 实验室的门口。只见小微博士也飞快地从亭子跑到实验室门口，一边帮忙把急救担架从车上放下来，一边问患者的情况。随行的医生介绍道："两辆车里是一家三口，女儿和父亲在一辆车。他们都有不同程度的腹泻、发热、腹痛，大便的状态也是水样便并伴有便血，其中母亲的情况最为严重，已经出现急性肾衰竭的症状。"小微博士听完介绍后说："我们直接去急救室。"

通过对患者进行基本信息的询问，小微博士了解到患者方大哥一家就住在 Ω 实验室旁的小区，方大哥和刘大姐都是普通的职工，女儿小方则就读于附近的小学。刘大姐由于情况较为危急，直接在急诊重症监护室（intensive care unit，ICU）进行治疗，方大哥和小方的情况较为稳定。急诊李医生仔细地聆听方大哥介绍病情，小微博士也在旁边听："我们是4天前开始不舒服的，先是我妻子开始腹泻，本来以为只是普通的肠胃炎，过两天就好了，可是第二天我和女儿也出现了同样的情况，我妻子未见好转，于是来医院检查。到医院治疗了两天，我妻子突然病情加重，出现了昏迷，我自己也没有好转，女儿也是。医生建议我们转院到这里，说这里的检查设备十分先进，可以更好地查清病因。"小微博士看着躺在病床上面容痛苦的方大哥和旁边同样不舒服的小方，对他们说："方大哥你别担心，我们肯定会全力救治你们的。"

　　李医生初步判断，既然先出现的症状均为腹泻，说明很大概率上感染源就是从口进入的，也就是他们吃的或者喝的东西携带了病原体。通过查看之前的就诊病例，李医生发现患者一家都吃了凉拌菜，很可能就是从这里感染的病原体，因此李医生决定收集他们的粪便进行细菌培养。由于刘大姐的情况较为严重，李医生就增加了血培养项目。同时小微博士联系沈教授，向他说明情况，沈教授说："刘大姐情况危急，而小方年龄又太小，她们都不适合进行体内观察。方先生目前状况稳定，我们可以通过仪器进入他的体内，查看一下到底发生了什么事情。"

　　患者被推进了Ω实验室的顶层，小微博士和赵秋雨也在调试胶囊运输船与人体遨游器，李医生和张慕慕教授在实验室内，确保患者的生命体征维持在一个平稳状态。沈教授见各项准备工作均已就绪，便让赵秋雨控制胶囊运输船缓慢地包裹住人体遨游器，并用缩小放大射线将它缩小到胶囊大小，让患者服下。由于怀疑是食物中毒，沈教授设置的路径就是让小微博士操作胶囊运输船仪器进入患者的消化道，先看看情况。

　　胶囊运输船进入十二指肠后，就被赵秋雨控制裂开，小微博士驾驶着人体遨游器缓缓出动。外面的Ω实验室内，沈教授目不转睛地盯着实时播送的画面，指导着小微博士的飞行方向。由于患者已经持续腹泻4天，并且基本无进食，他的肠道内基本没有食物残渣。小微博士打开人体遨游器的探照大灯，缓慢地在肠管内飞行，不遗漏任何一个可疑点。突然小微博士发现前方的肠壁有血汨汨流出，她马上驾驶遨游器过去，还未到流血位置，就发现了大量长相相似的细菌围在出血口附近。沈教授说："小微，先看看出血情况。"于是，小微博士把摄像头对准出血口。张慕慕教授指着屏幕，说道："这个出血点应该就是导致方大哥便血的源头了，而且旁边的细菌也很可疑，刚才我就看到有很多长得十分相似的细菌在肠道里，没想到出血点这里更多。"沈教授用麦克风对小微博士说道："小微，让我们再看看周围的细菌。"小微博士又把镜头对准这些细菌，发现它们呈长条状，既有长长的鞭毛，浑身也长满了短簇的菌毛，可以在肠道内行动自如。肠壁的细菌好像还在释放着某种物质，随着每次的释放，出血点又大了一些。沈教授说："果然就是它们！"林翎说："这样的长相很像革兰阴性杆菌，但能释放物质破坏肠道的却不多，如志贺菌、肠侵袭性大肠埃希氏菌、沙门氏菌等。可是志贺菌没有鞭毛，所以我怀疑这种细菌应该是大肠埃希氏菌或者沙门氏菌。"沈教授听完林翎的思路说："大肠埃希氏菌和沙门氏菌最简单的区分方法就是培养在特殊培养基上的形态不同，SS培养基就可以做到。由于沙门氏菌可以利用胱氨酸产生硫化氢，而硫化氢又与培养基内的铁反应，生成黑色的硫化铁，因此SS上的沙门氏菌落会有黑色中心，而大肠埃希氏菌则不会。"此时检验科的培养报告也出来了，结果显示在方大哥一家的粪便中培养出肠侵袭性大肠埃希氏菌。张慕慕教授拿着报告说："肠侵袭性大肠埃希氏菌模仿志贺菌，释放志贺毒素，让患者腹泻，也会使医生出现误判。并且志贺菌病引起的溃疡一般局限在大肠和直肠，通常病变范围不会超过肠上皮固有层，虽然有血液感染的报道，但是非常罕见。"林翎补充道："药敏报告显示这个大肠埃希氏菌还对三代头孢菌素产生了耐药，怪不得在之前的医院治疗都没有效果，因为之前医生经验用药用的都是三代头孢菌素呀！"赵秋雨此时控制着操作台，说："我在遨游器上搭载了很多抗生素弹药，一定让这些细菌不再胡作非为！"沈教授回头对赵秋雨说："根据药敏报告显示，虽然细菌对头孢类耐药，但对碳青霉烯类药物仍然敏感，表明这类药物可以杀死细菌。秋雨，你搭载美罗培南或者亚胺培南了吗？"赵秋雨回答："有美罗培南，我放在遨游器上的武器库里了，现在就调它们出来战斗。"小微博士也开始操控B100发射器，搭载上美罗培南抗生素，对准肠道上的大肠埃希氏菌发射。一些被击中的细菌从肠壁上滚落，但又有细菌源源不断地过来继续分泌毒素破坏肠壁。小微博士边发射"导弹"边说："这里的细菌太多了，不能全部消灭，请求支援！"张慕慕教授说："方大哥感染的时间长，加上没有对症治疗，光凭借小微博士是肯定消灭不了的。"急诊李医生点了点头，说："现在知道了患者感染的具体细菌，剩下的让我们来做吧。静脉注射抗生素肯定比小微博士单枪匹马要快得多。"

经过大家的全力救助，方大哥一家恢复了健康。事后方大哥回忆："腹泻前吃的凉拌菜，是我在路边的小摊儿买的。夏天胃口不好，吃些凉拌菜又清爽又开胃，而且我妻子也很爱吃，她吃得最多，也难怪她的情况最严重。"沈教授听完后道："凉拌菜虽好吃，但很多细菌就是通过生食进入人体的。我们也一直在提倡食物煮熟了再吃，就是因为大多数细菌都不耐高温，煮熟后就死了。"刘大姐牵着小方的手,点了点头说:"有了这次经历,再也不吃生的食物啦!"

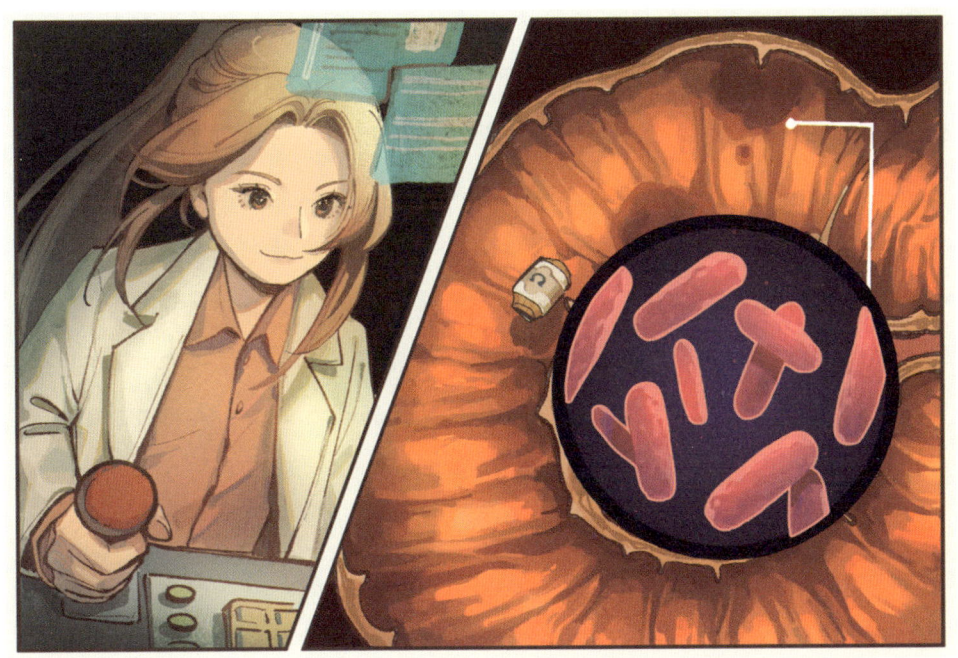

▲ 肠道中的大肠埃希氏菌

✎ 科学白话说

大肠埃希氏菌:俗名大肠杆菌,是人和动物肠道中的正常栖居菌。虽然大肠埃希氏菌可以是胃肠道的无害居民,但它也具有引起严重腹泻和肠外疾病的致病能力,在世界范围内引起较高发病率和死亡率。大肠埃希氏菌的致病物质之一是血浆凝固酶。根据致病性的不同,致泻性大肠埃希氏菌被分为产肠毒素性大肠埃希氏菌、肠道侵袭性大肠埃希氏菌、肠道致病性大肠埃希氏菌、肠集聚性黏附性大肠埃希氏菌和肠出血性大肠埃希氏菌5种。不同的致泻性大肠埃希氏菌引起的中毒，症状各不相同。①产肠毒素性大肠埃希氏菌引起的主要中毒症状是水样腹泻、腹痛、恶心、低热。每天腹泻可达8~12次。②肠道侵袭性大肠埃希氏菌的中毒症状与志贺菌引起的痢疾相似，但志贺菌病引起的溃疡一般局限在大肠和直肠，通常病变范围不会超过肠上皮固有层。且志贺菌无鞭毛，大肠埃希氏菌周身携带鞭毛。发热、剧烈腹痛、水样腹泻、粪便中有少量黏液和血。③肠道致病性大肠埃希氏菌引起的中毒主要症状是发热、不适、呕吐、腹泻，粪便中有大量黏液但无血，有约20%患者有呼吸道症状，感染的症状通常比较严重。④肠集聚性黏附性大肠埃希氏菌引起的中毒症状成年人表现为中度腹泻，病程1~2天。婴幼儿多表现为2周以上的持续性腹泻。⑤肠出血性大肠埃希氏菌引起的中毒，一般3~10天发病，常有突发性的腹部痉挛，有时类似于阑尾炎的疼痛。有的病人只有轻度腹泻；有些病人由水样便转为血性腹泻，腹泻次数有时可达每天10多次，低热或不发热；许多病人同时有呼吸道症状，可发展为溶血性尿毒综合征和血栓性血小板减少性紫癜等多器官损害。老人和儿童患者的死亡率很高。

治疗：排除毒物，必要时进行催吐、洗胃和导泻；对症治疗；抗生素治疗，首选氯霉素、多黏菌素、庆大霉素、卡那霉素。对于肠出血性大肠埃希氏菌感染者，应慎用抗生素，因为抗生素非但不能缩短病程，反而会增加发生溶血性尿毒综合征的机会。

耐药机制：肠杆菌属细菌是目前临床感染中最重要的病原菌，对抗生素的耐药性尤为显著。大肠埃希氏菌可以通过产生各种酶（如β-内酰胺酶）使抗菌药物失活或结构改变；也可以通过基因突变改变对抗生素的耐药性，例如肠杆菌属细菌可以通过 $rpoB$ 和 $rpsL$ 耐药基因分别获得对抗生素利福平和链霉素的抗性。除了先天固有的耐药性，大肠埃希氏菌也可以通过接合、转导和转化等方式，由染色体、质粒等介导产生基因突变，从而使细菌产生获得性耐药。❶❷

---

❶ CROXEN M A, LAW R J, SCHOLZ R, et al. Recent Advances in Understanding Enteric Pathogenic Escherichia Coli [J]. Clin Microbiol Rev，2013，26（4）：822-80.

❷ DURÃO P, BALBONTÍN R, GORDO I. Evolutionary Mechanisms Shaping the Maintenance of Antibiotic Resistance [J]. Trends Microbiol，2018，26（8）：677-691.

2. 沙门氏菌——急性腹泻的元凶

Ω 实验室建成也有一段时间了，大家似乎已经习惯了每天的生活，偶尔有些突发的危急患者，大家也能及时应对。又是一个秋日的黄昏，小微博士原本正沉浸在日落的美好当中，一阵又一阵的鸣笛声把她拉回了现实。一辆又一辆的救护车停在 Ω 实验室门口，张慕慕教授这时也火急火燎地跑了出来，几乎所有急诊医生都出动了。随着救护车门的打开，一个个还穿着校服的学生从救护车上下来的。小微博士急忙跑了过去："这是怎么回事？"张慕慕教授和急诊医生一边把患者朝 Ω 实验室里推，一边对小微博士说道："这些学生都有腹泻的情况，有的还出现了呕吐，我猜应该是集中食物中毒，可能后面还会有更多学生被送来。"

很快，这些食物中毒的学生就把急诊室几乎占满了。除了一些正在照看重症患者的责任医生没有来，Ω 实验室几乎所有的医生都赶来了。"这次集中食物中毒的患者数量实在太多了，刚刚 X 医院和 R 医院的医生都和我联系过了，说他们医院也接收了一部分患者。"张慕慕教授一边查看患者的情况一边说道。刚收到消息的沈教授也赶了过来："食物中毒极有可能是沙门氏菌、志贺菌或者副溶血弧菌其中一种感染引起的，先赶紧采集肛拭子，还有把呕吐物送去做微生物分离培养检查。"张慕慕教授又补充道："这种集中食物中毒的情况不能只采集病人的分泌物样本，我们还要看能否联系到这些学生的学校，采集到他们所吃食物的样本。样本送来后，让林翎负责看看。"过了一会儿，张慕慕教授显得更着急，她在急诊室里转来转去："这样不行，等分离培养结果出来太慢了。这么多患者，不能再等了，快去叫小微和秋雨过来！"

小微博士和赵秋雨以最快速度赶了过来，小微博士说道："张教授，这么多患者，我们先从哪个患者开始好呢？""有的患者腹泻情况不严重，服用蒙脱石散后情况都有所缓解了。但是有些患者已经开始出现呕吐的情况，从这几个有呕吐情况的患者开始吧！""秋雨！秋雨呢？"小微博士一转头半天没找到赵秋雨，这时赵秋雨手中拿着扳手过来了："我去调试设备了，我刚刚把抗生素B100发射器里的抗生素给补全了。今天是一场恶战，赶紧走吧！"小微博士和赵秋雨马上操纵人体遨游器，在胶囊运输船的帮助下进入了患者体内。沈教授一边操纵仪器一边说："小微，大部分病原体应该还在肠道内，仪器到了肠道内你们就得仔细观察！"赵秋雨操纵着人体遨游器在肠道内游动，小微博士紧盯着屏幕一动不动。很快就来到一群可疑病原菌面前，这些病原菌都为直杆状，没有芽孢和荚膜，几乎所有病原菌都有周鞭毛而且在不停地运动。小微博士突然就兴奋了："这是沙门氏菌！志贺菌没有鞭毛，而且应该比这些病原菌更小一些才对，更不是副溶血弧菌了，弧菌是逗号形。沈教授，你快看看应该怎么处理才好？"沈教授在实验室的屏幕上看到了同步传回的内容："是沙门氏菌没错了，但是沙门氏菌血清分型众多，其中鼠伤寒沙门氏菌和肠炎沙门氏菌是食源性病原体，不同血清型的耐药性也有所差异，而且现在沙门氏菌的耐药问题日趋严重，这抗生素也不能随便用了。"❶❷张慕慕教授思索良久，突然站起来说："是不是可以用三代头孢菌素？现在药敏结果还没出来，而且这些患者都只有十一二岁。美罗培南和左氧氟沙星对他们来说可能会有一些其他的不良反应。"沈教授点了点头："小微、秋雨，你们就用三代头孢菌素先试试吧。""好的！"赵秋雨马上调试好抗生素B100发射器，装配好三代头孢菌素后马上对这些病原菌发起了连环炮轰，病原菌被逐个击碎。小微博士长舒一口气："吁，还好还好，我还怕三代头孢菌素对它们没用呢！辛苦你了秋雨，我们赶紧出去吧。"赵秋雨收起了抗生素B100发射器，转身对小微博士说道："小事，我们赶紧吧，还有那么多患者等着呢。"

  小微博士和赵秋雨马不停蹄地赶往那些未治疗的患者那里，以同样的方式进行处理。等她们给最后一个患者治疗结束后，天已经蒙蒙亮了。小微博士和赵秋雨这时都已经累得靠在一起一动不能动，本准备小憩一会儿的小微博士这时又睁开了眼睛："林翎那边怎么样了？"这时，沈教授刚好走了进来："食物样本昨晚就送来了，林翎他们正检测着呢，基本确认是肠炎沙门氏菌了，他们还在做耐药检查，最晚今天晚上结果也能出来了。你就放心休息吧！"小微博士和赵秋雨回到宿舍好好睡了一觉，药敏结果也出来了。沈教授拿着结果去急诊室找到了张慕慕教授："张教授，药敏结果有了。没错，确实是肠炎沙门氏菌，而且对氨苄西林、四环素、头孢他啶等都耐药，还好对

---

❶ 王贤文，赵丽媛，张瑞雪，等. 沙门氏菌血清分型及耐药机制研究进展 [J]. 山东农业科学，2024，56（1）：1-13.

❷ 陈玲，陈小丽，吴佳音，等. 小儿沙门氏菌感染临床特点及耐药性分析 [J]. 中国当代儿科杂志，2018，20（11）：921-924.

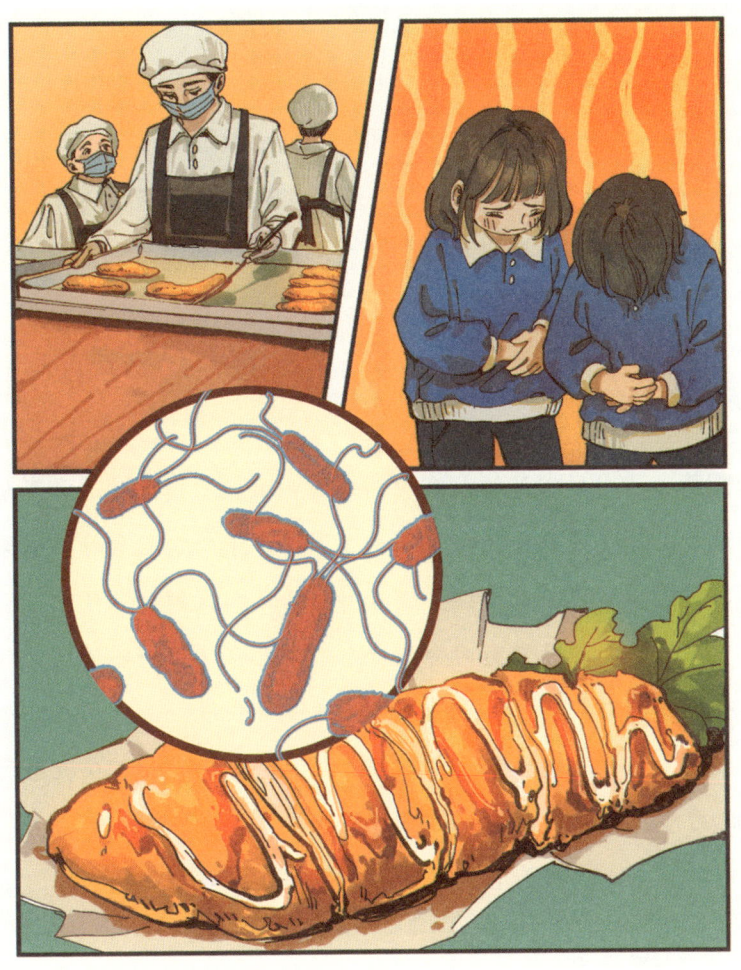

▲ 未熟透的鸡排——沙门氏菌的温床

美罗培南、三代头孢菌素这些都敏感！"张慕慕教授终于放下心来："现在看到药敏结果我也放心了，昨天一下那么多患者真让人着急。"❶❷

张慕慕教授把结果给X医院和R医院都分别发了一份，让他们可以参考临床尽快给这些患者治疗。小微博士也从这些学生的学校得到了消息：那天中午食堂有一道"炸鸡排"，由于时间紧张，食堂批量油炸的时候有一些没有熟透，这才导致部分学生吃了未熟透的鸡排感染肠炎沙门氏菌。此事之后，食堂也对工作中的隐患进行了排查，确保所有学生吃的都是卫生健康的食物。

科学白话说

沙门氏菌：是一种常见的人畜食源性致病菌。沙门氏菌通常寄居在动物和人的肠道中，并通过粪便排出。人类多因被污染的水或食物而感染，感染后会引起人类食物中毒或败血症。少数种类的沙门氏菌会导致伤寒，这种疾病在发展中国家更为常见且有时会致命。目前已证实，一些沙门氏菌含有携带耐药因子的遗传质粒（质粒是染色体外的遗传物质，易于从一个细胞向另一个细胞传递）。耐药因子传递对多种抗生素的耐药性，可在敏感的细菌中散播，给治疗沙门氏菌感染造成困难。❸

---

❶ 黄方，姜勇超，王丽，等.沙门氏菌感染急性腹泻患儿预后及危险因素分析[J].热带医学杂志，2020，20（9）：1236-1239.

❷ 郭国侠，孟昭倩，高夏莲，等.2021年安徽省阜阳市一起感染性腹泻暴发疫情的病原菌溯源分析[J].疾病监测，2023，38（11）：1405-1409.

❸ CRUMP J A, SJÖLUND-KARLSSON M, GORDON M A, et al. Epidemiology, Clinical Presentation, Laboratory Diagnosis, Antimicrobial Resistance, and Antimicrobial Management of Invasive Salmonella Infections [J]. Clin Microbiol Rev，2015，28（4）：901-937.

治疗：胃肠炎型的治疗主要是纠正水和电解质的丢失，一般门诊治疗即可，若无其他并发症，2~5天内即可恢复。输液治疗仅适用于严重脱水或因频繁恶心、呕吐不能进食的患者。通常不需用抗菌药物治疗，但对病情较重的婴儿或老年患者可选用复方磺胺甲噁唑（复方新诺明）片、氨苄青霉素等治疗3~5天。败血症或局灶性感染者，可选用氯霉素、氨苄青霉素等抗生素。必要时进行脓肿切开引流。

耐药机制：沙门氏菌主要可以通过靶位基因突变（如 $gyrA$ 和 $parC$）、酶解作用、药物外排作用等对多种抗生素产生耐药性。而目前抗生素耐药基因的水平基因传播已经成为沙门氏菌耐药基因产生的另一个因素。最近有报道称：沙门氏菌持久性也可以促进抗生素抗性质粒在肠道中的传播。❶

---

❶ BAKKEREN E，HUISMAN J S，FATTINGER S A，et al. Salmonella Persisters Promote the Spread of Antibiotic Resistance Plasmids in the Gut [J]. Nature，2019，573（7773）：276-280.

3. 卫生干净是保障，霍乱弧菌退！退！退！

蝉鸣阵阵，Ω实验室的小池塘旁绿叶轻摇，小微博士忙完手中的事情后在窗前站定，伸了个懒腰，阳光透过叶缝稀疏地打在小微博士的脸上，十分惬意。正在此时，两道跌跌撞撞的身影闯进了小微博士的视线，小微博士定睛一看，见是一位中年男子搀扶着一位老汉向Ω实验室走来。小微博士连忙收敛起闲情逸致走下楼。等小微博士跑到楼下时，那位老人已被医生和护士搀扶上了医疗床，老人的双眼微凹，嘴巴干得不行，苍白异常，精神状态十分不好。旁边那个中年男人一边焦急地探头，一边在旁边说："这是我父亲，之前一直在老家住着，这两天老家那边太热了，就想到城里舒坦两天，谁知道前天刚来，今天就上吐下泻的，一直拉肚子，我去厕所看了一眼，排出来的东西很稀，刚开始还是黄色的，后面颜色就变白了，很吓人。就在刚刚还一直说口渴嘴巴干，我看着不像是普通腹泻，就赶忙送过来了。医生快给我父亲看看吧，看着他真的太难受了。"小微博士听着心头一沉，但是见老人已被医生和护士团团围住往急诊室推去，尽管心中焦急，还是先上楼等待医生的诊断。

小微博士上楼后就去找了沈教授，担忧地说道："刚刚楼下接收了一位老人，腹泻十分严重，我看着不像是普通腹泻。"沈教授闻言皱了皱眉头，扶了扶眼镜："现在天气这么热，大夏天的又是严重腹泻，有可能是食源性的感染。"还没说几句话，小微博士的电话便响了起来。小微博士急忙接起，正是楼下急诊的张医生，只听电话那头儿说道："小微博士，我刚才接收了一个患者，刚刚又腹泻了一次，吐了两次，看腹泻的样本像是米泔水样便，您快来看看吧。"小微博士和沈教授对视一眼，转身便往楼下走去。到楼下时，医生正拿到了患者的急诊生化检验报告，小微博士和沈教授走近去看，发现患者的血糖偏高，而钾和钠却偏低。张医生见小微博士和沈教授来了，便看着他们说道："患者现在脱水是比较严重的，体温和血压也偏低。我们已经对他进行补水了，粪便样本和直肠拭子也送到了检验科化验。但是这个患者现在心率也偏慢了，情况有些严重，还是想请小微博士和沈教授用人体遨游器看看，尽快确诊，方便对症采取措施。"小微博士点点头，转头就回去找赵秋雨做准备了。

　　一切就绪后，坐在包裹着人体遨游器的胶囊运输船舱里的小微博士和赵秋雨对视了一眼，启动了缩小放大射线，胶囊运输船便变成了胶囊大小，由护士帮助患者服下后，随着运输船的溶解，人体遨游器显现了出来。小微博士和赵秋雨也打开了摄像头，随着视线的清晰，患者身体中的情况也清晰地回传到了沈教授电脑屏幕上。只见患者的胃中有少量形状如逗号的弧菌，一端有一根长长的鞭毛，菌体上还分布着菌毛，正在快速地向小肠活动。沈教授打开语音系统对小微博士说道："小微，你着重看看肠道。"小微博士便和赵秋雨操纵着人体遨游器快速驶出胃向着小肠而去。

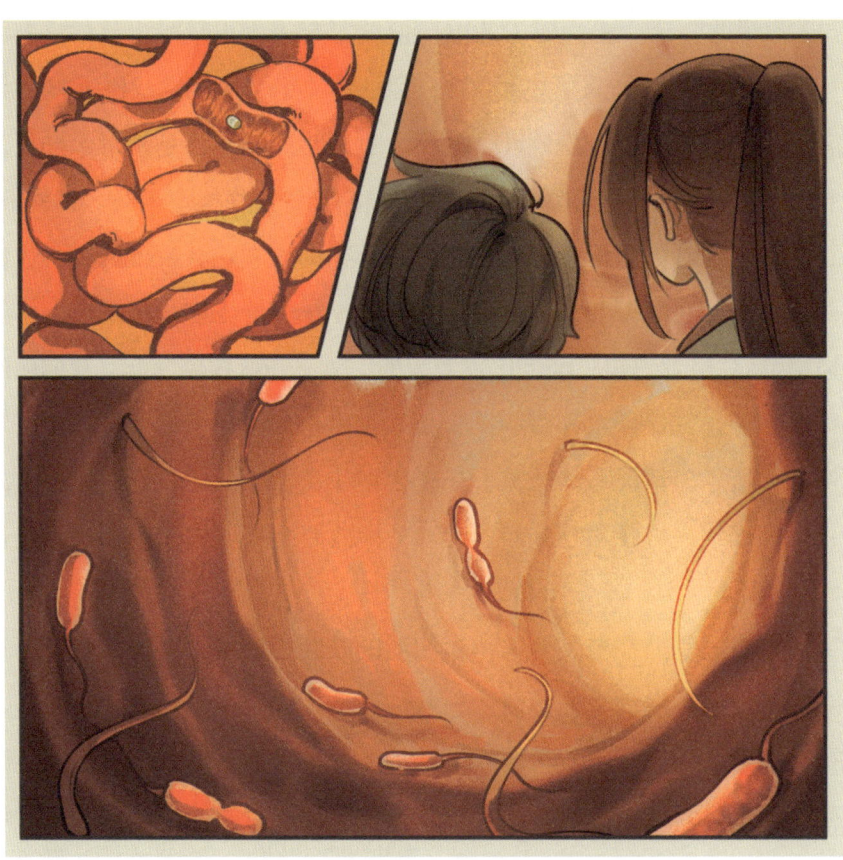

▲ 在肠道肆虐的霍乱弧菌

一驶入小肠，小微博士便看见大量类似逗号的弧菌定植在小肠壁上，在胃中还随意浮动着的鞭毛此时却穿过了肠黏膜表面的黏液层，而菌毛则进一步将菌体固定在肠黏膜皮细胞表面，此时这些弧菌正在一边繁殖一边分泌毒素。电脑显示屏前的沈教授身体微微前倾，对张医生说道："这看起来是霍乱弧菌感染。若是霍乱弧菌，那么这些分泌的毒素便是霍乱毒素了，而霍乱毒素确实会诱导急性水样腹泻。"❶此时，正巧检验科的急诊报告也到了张医生手中——将送检的粪便样本制作标本后，检验科人员在暗视野显微镜中看到了"流星样"运动的菌体，而在标本悬液汇总加入不含防腐剂的霍乱多价诊断血清，发现之前快速流动的菌体立即停止运动并发生凝集，制动试验阳性，这已经基本可以判断为霍乱弧菌感染。张医生回忆着中年人在等候时讲述他父亲的生活日常，说道："这个患者平常住老家，有的时候捡完鸭蛋不洗手就去吃饭了，而鸭蛋上又沾有感染病菌的粪便，霍乱弧菌的传播主要便是通过'粪—口'传播，有可能是因此感染的。"❷❸

"并且霍乱弧菌的感染是有潜伏期的，一般为1~4天。此前老人没发病正是因为处于潜伏期，这样一切就都说得通了。刚刚他的生化检验报告中显示他的血糖是偏高的，而患有肥胖症、心血管疾病、糖尿病等并发症的患者，正是霍乱弧菌的易感人群。我这就去给患者准备抗生素，等下还得麻烦你们帮忙把抗生素打入病灶。"小微博士拍摄了数张照片并发现患者无其他问题

---

❶ KANUNGO S, AZMAN A S, RAMAMURTHY T, et al. Cholera [J]. Lancet, 2022, 399（10333）: 1429-1440.

❷ AZMAN A S, RUDOLPH K E, CUMMINGS D A, et al. The Incubation Period of Cholera : a Systematic Review [J]. J Infect, 2013, 66 : 432-438.

❸ MÉDECINS SANS FRONTIÈRES. Management of a Cholera Epidemic [EB/OL].（2021-06-12）[2023-07-23]. https : //medicalguidelines.msf.org/viewport/CHOL/english/ management-of-a-cholera-epidemic-23444438.html#.

后，便驾驶着人体遨游器驶出他的身体。随后在赵秋雨的帮助下填装了抗生素导弹并发射到患者的小肠内。随着抗生素的治疗和及时的补液治疗，患者的状况渐渐稳定下来，众人皆松了一口气。两天后检验科的病原菌培养结果也出来了，在硫代硫酸盐−枸橼酸盐−胆盐−蔗糖（TCBS）琼脂培养基上呈较大的黄色菌落，在含亚碲酸钾琼脂平板上呈灰黑色中心的菌落，确诊为霍乱弧菌。

　　五天后，老人便痊愈出院了，得知自己是接受了特殊的检查才能快速确诊病因后，他十分感谢沈教授和小微博士团队。他说道："原来病菌真的是无处不在，我以后回老家一定要告诉乡亲们，告诉他们一定要讲卫生，吃东西的时候，手一定要洗干净，可别图省事儿了。张医生还告诉我，这个病菌是可以通过疫苗预防的，我回去把这个消息告诉乡亲们，这次真的多亏你们了。"

科学白话说

　　霍乱弧菌：是革兰阴性菌，菌体短小呈逗点状，有单鞭毛、菌毛，部分有荚膜。共分为139个血清群，其中O1群和O139群可引起霍乱，霍乱弧菌是人类霍乱的病原体。霍乱是一种古老且流行广泛的烈性传染病之一，曾在世界上引起多次大流行。霍乱弧菌原生于水生环境，通过受污染的水或食物感染人类，主要表现为剧烈的呕吐、腹泻、失水，死亡率甚高。在一定条件下，霍乱弧菌进入小肠后，依靠鞭毛的运动，穿过黏膜表面的黏液层，黏附于肠壁上皮细胞上，在肠黏膜表面迅速繁殖，经过短暂的潜伏期后便急骤发病。该菌不侵入肠上皮细胞和肠腺，也不侵入血流，仅在局部繁殖和产生霍乱肠毒素，此毒素作用于黏膜上皮细胞与肠腺使肠液过度分泌，从而患者出现上吐下泻，泻出物呈"米泔水样"并含大量弧菌，此为本病典型的特征。

治疗：霍乱弧菌感染的首选药物是环丙沙星、诺氟沙星、多西环素等。临床上对此的治疗原则主要是严格的隔离、及时补液，并辅以抗菌药物和对症治疗，具体的治疗方案如下：

①隔离：确诊患者和疑似病例应分别隔离，患者的排泄物必须彻底进行消毒；②补液及电解质：正确地补充液体和电解质是治疗的关键，补液的原则是早期、迅速、足量；③抗菌治疗：可作为液体疗法的辅助治疗，常用的药物主要有环丙沙星、诺氟沙星、多西环素及复方磺胺甲噁唑；④对症治疗。患者症状消失后，应每隔一天进行粪便培养，连续两天粪便培养阴性者方可解除隔离。

耐药机制：①降低抗生素的渗透性或主动外排；②通过DNA突变翻译后蛋白修饰靶标改变抗生素靶点；③抗生素的水解或化学修饰。[1]

---

[1] DAS B，VERMA J，KUMAR P，et al. Antibiotic Resistance in Vibrio Cholerae：Understanding the Ecology of Resistance Genes and Mechanisms [J]. Vaccine，2020，38（1）：A83-A92.

4. 产气荚膜梭菌——汹涌发酵的杀手

"小欧，直升机到哪里了？"沈教授再一次叫响了实验室的智能系统，追踪直升机的位置。

"还有5分钟能到达停机坪，S医院的患者10分钟前已抵达，患者目前出现休克，右下腹和右下肢肿胀明显，已转ICU。"

"小欧，准备好所有设备，通知手术室及外科医生，提前做好手术准备。把患者的实时数据和情况发送给张教授，以节约时间！"沈教授有条不紊地下达指令。

"男，66岁，因腹痛、腹泻1天，右下肢疼痛5小时，加重1小时入住S医院，目前因为肿胀加重，出现休克紧急上送。"还在直升机上的小微博士、张慕慕教授、赵秋雨和林翎已经收到了患者的一些基本情况。

"秋雨，我们做好准备，一抵达实验室就入体探查。"小微博士略显稚嫩的脸上充满了担忧。

5分钟后抵达停机坪的四人直冲 Ω 实验室，随着强光一闪，缩小后的人体遨游器随着胶囊运输船进入了患者体内。操纵人体遨游器的小微博士和赵秋雨神情凝重，还没抵达病灶部位遨游器就出现了剧烈的抖动，随着抖动实验室内的显示屏也出现了信号中断的情况。

"小微、秋雨，怎么了？"屏幕前的沈教授、张慕慕教授和林翎不约而同地喊出声来。

"小欧，立即重新连接人体遨游器！"没有得到回应，一向沉稳的沈教授也不由紧张起来。

随着系统的重新连接，显示屏在微微颤抖中恢复了正常。

"小微、秋雨，你们没事吧？"沈教授询问道。

"沈教授，我们没事，但是我们没办法前行了，前面很多气体冲撞我们。"驾驶着人体遨游器的赵秋雨尽量控制着船体回复道。

"气体？肿胀？"张慕慕教授转身看了下躺在实验室中心的患者，检查了肿胀位置的情况，似乎有了方向，"皮肤红肿、触痛、捻发音，进展迅速，皮下瘀斑有张力性水疱！小微，打开放大器，把它找出来！"

小微博士看着前方的气体似乎已经知道了答案，立即打开放大器："果然是你！"

这个时候，出现在大家面前的是一个个粗短的杆菌，两端钝圆，单个或成双排列着，有一些呈现链状排列，被明显的荚膜包裹着。

"产气荚膜梭菌，是革兰阳性杆菌，主要引起气性坏疽、食物中毒和坏死性肠炎，看这情况，原发病灶应该是消化道。产气荚膜梭菌可以产生多种毒素和侵袭性酶，破坏组织细胞，发酵肌肉和组织中的糖类，产生大量气体，造成气肿。还能导致血管通透性增加，水分渗出，局部水肿，进而挤压软组织和血管，影响血液供应，造成组织坏死。最可怕的是病菌产生的毒素和组织坏死的毒性产物被吸收入血，引起毒血症、休克，死亡率高达40%~100%。"小微博士心里很明白这个细菌的可怕之处。

"秋雨，立即准备高剂量青霉素导弹，尽快控制住感染，然后你和小微抓紧退出患者身体，患者急需手术。"张慕慕教授丝毫不敢怠慢，迅速地盘起了长发，一边往手术室的方向走去，一边说道："小欧，时刻监测患者情况，通知手术室待命人员立即准备手术。"

"收到，高剂量青霉素导弹已准备，给我点儿时间，我需要扩大发射范围。"赵秋雨一边控制着人体遨游器一边发射着青霉素导弹。

小微博士和赵秋雨顺利地退出了患者体内，带出来的标本也由林翎进行分析。沈教授盯着面前的屏幕，张慕慕教授和林翎的身影在不同的区域显示着，同时还有患者的生命指标和检测的实验数据。张慕慕教授的手术做得很利落，切开肿胀部位减压，迅速进行冲洗引流，加上赵秋雨之前在体内定点发射的高剂量青霉素导弹，患者的生命体征逐渐平稳。

"分析结果出来了，患者的肠道和下肢都是产气荚膜梭菌，血液标本中也检测到了，而且同源性检测为同一菌株。最意外的是这个菌株真正的来源是一个罐头！"林翎在检验实验室里冲着摄像头摇了摇手里的罐头罐，继续说道："患者家属拿来的，说是吃了罐头过了半天后就开始肚子疼，果然在这里找到了同源的产气荚膜梭菌。"

"病从口入一点儿错都没有啊！"小微博士看着患者的情况稳定下来，一颗悬着的心也放了下来，伸了伸手臂，放松身体继续说道："食源性传播是产气荚膜梭菌的主要传播途径，目前产气荚膜梭菌已成为英国和法国食源性疾病暴发的第三常见病因，为美国食源性疾病的第二常见致病菌。具有很强的糖发酵能力，产酸产气，在牛乳培养基中呈现'汹涌发酵'的现象，今天我们算是见识了，差点儿被那些气体冲出来！"

大家看着手术室里的张慕慕教授停下了手上的动作，微微往后仰了下身体，然后抬头对着摄像头比了一个"OK"的手势，不由得嘴角上扬。沈教授紧皱的眉头也松开了："我们都是在死神的手里抢人啊！"

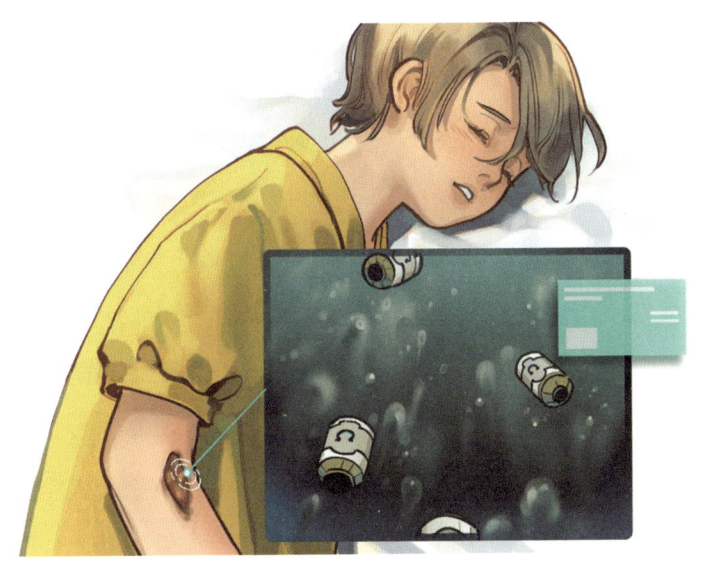

▲ 产气荚膜梭菌引起气性坏疽

✎ 科学白话说

产气荚膜梭菌：产气荚膜梭菌是一种共生厌氧菌，广泛存在于土壤、人和动物的肠道、粪便中，散发臭味，在地震发生时，深部创伤导致产生荚膜梭菌感染，引起的气性坏疽是革兰阳性菌感染中最为严重的暴发性疾病之一，与中毒性休克综合征及流产有关，是造成菌血症最常见的梭菌。

致病机制：该菌产生六种主要毒素，根据毒素的产生情况可分为A、B、C、D、E、F和G七种类型。除了毒素，产气荚膜梭菌还会分泌20多种致病物质。产气荚膜梭菌的毒素类型在人和动物中引起不同的疾病，从亚临床表现到危及生命的严重疾病。从人类分离出的产气荚膜梭菌通常为A型和F型。A型只产生α-毒素，可导致气性坏疽、肝胆感染、败血症和食源性腹泻；F型产生α-毒素和肠毒素，可导致食物中毒和非食源性腹泻。C型产气荚膜梭菌与人和动物的肠道感染有关。虽然产气荚膜梭菌很少产生菌血症，但当它发生时死亡率可能超过50%，如果合并血管内溶血将导致快速进展至死亡。

治疗和耐药机制： 目前没有客观的体内数据支持产气荚膜梭菌感染的抗生素治疗建议。基于体外敏感性，青霉素被认为是首选药物。研究表明，细菌蛋白质合成抑制剂如克林霉素比青霉素更有效。除了抗生素治疗，积极的外科干预也至关重要。由于缺乏随机对照试验的数据，高压氧治疗具有争议。对于死亡率极高的产气荚膜梭菌菌血症合并大规模血管内溶血患者，可采取血液净化和器官支持等措施。❶此外，抗毒素和噬菌体也被尝试用于治疗产气荚膜梭菌感染。国内的产气荚膜梭菌临床菌株中四环素耐药基因 *tetA*(P) 和 *tetB*(P) 的携带率非常高；对克林霉素的耐药率接近50%，主要是由于携带了 ErmQ、ErmB 和 LnuP 等修饰酶；约20%的菌株具有氨基糖苷类药物修饰酶 ANT(6)-Ib 和 AAC(6′)-Ie-APH(2″)-Ia。❷

---

❶ STEVENS D L, ALDAPE M J, BRYANT A E. Life-threatening Clostridial Infections [J]. Anaerobe，2012，18（2）：254-9.

❷ ZHONG J X, ZHENG H R, WANG Y Y, et al. Molecular Characteristics and Phylogenetic Analysis of Clostridium Perfringens from Different Regions in China, from 2013 to 2021 [J]. Front Microbiol，2023，14：1195083.

5. 蜡样芽孢杆菌——魔鬼与天使的结合

"现在就要去山东吗？"听到沈教授说要外出执行任务，小微博士兴奋得不行。

沈教授用食指弹了弹小微的额头，宠溺地笑道："是的，你们收拾一下东西就过去，要记住，你们是去执行任务的，不是去玩的！"

"是有什么特殊事情吗？需要我们几个人外出执行任务？"赵秋雨问道。

"S市有十余家幼儿园的儿童发生呕吐和腹泻等症状，目前正在调查中，为了查明致病原因，S市向我们请求支援。"沈教授将事件的概况投屏到大家面前，"你们一定要查明准确的原因，排除新型传染性病原体感染的可能，保障S市的医疗安全。"

"十余家幼儿园，190名儿童相继感染吗？"张慕慕教授翻阅着S市传来的调查数据。

"看这情况，食源性疾病要首先考虑呀！"林翎接着说道："秋雨，都是幼儿，多准备点儿糖果味道的药品吧！我们走吧！"

四人登上飞机后往S市的方向飞去。一抵达目的地，迎接的工作人员就递上了他们流行病学调查的结果："目前我们对昨日全市幼儿园在园就餐的儿童和教职工进行了调查，1351人中出现恶心、呕吐或腹泻症状的有190

人。目前已调查食品加工过程中可能出现的问题，所有出现问题的幼儿园共同食用的食物和饮料等，并对所有幼儿园的食物进行样品采集，进行相关检测。"

"检查结果怎么样？"小微博士翻看着记录问道。

"目前在26份患儿呕吐物标本及牛奶中检测到了蜡样芽孢杆菌，而且牛奶中蜡样芽孢杆菌量是 10^6 CFU/g，未检测到沙门氏菌、霍乱弧菌、副溶血弧菌、金黄色葡萄球菌、志贺菌等其他致病菌。"工作人员如实汇报。

这个时候他们已经走到了病区，张慕慕教授戴上了手套开始检查患儿的情况，这时候一个呆萌的小朋友眼里含着泪问道："医生阿姨，我是不是要死了？"话没说完，眼泪跟断了线的珠子一样滚落下来，惹得身边的妈妈哭笑不得。

"不会的！"小微博士点点小朋友的鼻子，递给她一个Ω实验室的小模型："刚才我们又检查了一遍，是牛奶中的蜡样芽孢杆菌才让你那么难受的！"

"什么是蜡样芽孢杆菌？"小朋友的脸始终是5月的天，立即止住了眼泪疑惑着。

小微博士打开随身携带的迷你显微系统，滴进一滴标本，小小的成像系统上立即出现了细菌的形态："看，这就是蜡样芽孢杆菌，你看它穿着蜡样芽孢的'盔甲'，还有很多的鞭毛呢，是不是有点儿像仙人掌？"

看着身边围过来的家长们，小微博士抬起头解释道："蜡样芽孢杆菌广泛存在于自然环境如土壤、空气、水和尘埃中，所以可能污染食品，是一种常见的食品污染菌和食源性机会致病菌。它是芽孢杆菌属的一种，是革兰阳性菌，经常通过米饭及其制品、肉制品、乳制品或乳制品来源的食物感染，能产生多种毒素,包含呕吐型肠毒素和致腹泻型肠毒素,所以会导致大家呕吐和腹泻。"

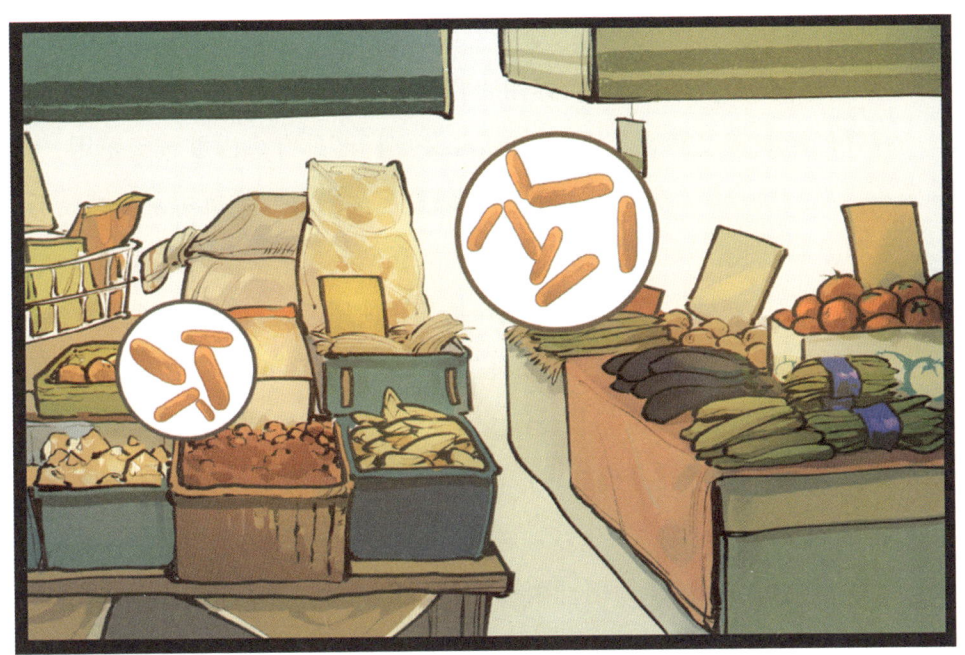

▲ 无处不在的蜡样芽孢杆菌

"这个东西太坏了!"小朋友嘟着小嘴气呼呼地说道。

小微博士被她的表情逗笑了:"但是这个细菌也不是全坏的,它可是魔鬼和天使的化身,虽然能致病,但是它也有很多的作用,更多的时候我们都是与它们和平相处的。你肯定不知道,蜡样芽孢杆菌还是一种常用的益生菌,它能帮我们消化食物,还能抵抗有害细菌来维持我们的健康呢。"

"魔鬼和天使?我只知道它害得我好难受。"小朋友撇着嘴抱怨道。

小微博士摸了摸小朋友的头，转过身看着巡视完病人回来的张慕慕教授和林翎。

"绝大部分小朋友都是轻微的症状，只需要适当补充液体，清淡饮食就可以，几个比较严重的小朋友，还需要进行抗生素的治疗。"张慕慕教授对着医务人员嘱咐道，顺手点了点林翎的肩膀便向小微博士走去。

林翎已经非常习惯这个流程："蜡样芽孢杆菌具有β-内酰胺酶基因，可编码β-内酰胺酶，因此对青霉素、头孢菌素等β-内酰胺类抗生素天然耐药，多数对氨基糖苷类、克林霉素、万古霉素、碳青霉烯类、氯霉素和红霉素敏感。儿童属于特殊人群，氨基糖苷类药物禁止使用，建议根据几个严重患儿的具体情况，考虑抗生素的使用。"林翎详细地交代完事情后也走了过去。

"我对蜡样芽孢杆菌真的是爱恨交织啊，"只听张慕慕教授对着小微博士和赵秋雨说道："蜡样芽孢杆菌广泛地存在于环境中，医疗场所更多，而且难以完全消除，日常检查中经常属于污染菌。但是我们仍然不能掉以轻心，除胃肠道感染，蜡样芽孢杆菌还能导致免疫低下人群的伤口局部感染、全眼球炎、肺炎、脑膜炎甚至血流感染，而且新生儿血流感染具有很高的病死率。我刚入临床的时候就遇到过一个新生儿蜡样芽孢杆菌导致的全身性感染，差点没能救回来。"

"是的，蜡样芽孢杆菌作为常见的污染菌，通常被忽略，我们检验工作者在日常的检验工作中必须结合实际情况，多次确认。"林翎作为临床检验诊断学的博士，最有日常检验的工作心得。

小微博士点点头，看向赵秋雨。

"不是我的武器不行哦，而是针对蜡样芽孢杆菌，预防更有性价比！不进食腐败变质的剩饭、剩菜，严格凉拌菜的卫生要求都很重要。密切关注新生儿等脆弱患者环境的清洁消毒,尽量减少有创诊疗操作。"秋雨按压着床边的洗手液仔仔细细地对手进行消毒,"而且手卫生是防控的最重要措施。"

"秋雨最知道怎么'拿捏'细菌了!"小微博士冲着赵秋雨做了个鬼脸,也跟着认真做手卫生,继续说道:"我已经将这边的情况汇报沈教授了,本以为能够放半天假,但是 Ω 实验室刚送来一个患者,沈教授让我们抓紧赶回去。"

"那我们走吧!"没有任何迟疑,大家异口同声地说道。

✍ 科学白话说

蜡样芽孢杆菌:蜡样芽孢杆菌属于芽孢杆菌纲、芽孢杆菌目、芽孢杆菌科,属于革兰阳性芽孢杆菌。芽孢具有高耐热、耐化学物质及射线等不利因素的作用,它能够广泛存在于米饭、牛奶、肉类、新鲜蔬菜、海鲜等食物中,也广泛地存在于医疗环境和设施中。

致病机制:蜡样芽孢杆菌主要引发自限性食源性疾病,或导致眼眶脓肿和眼内炎症等局部感染,很少引起严重的感染,但是它是免疫功能低下、危重、异物侵入和静脉吸毒者的机会性致病菌,部分菌株可能致其死亡。蜡样芽孢杆菌能产生多种毒素,根据其引起食物中毒的症状可分为致呕吐型肠毒素和致腹泻型肠毒素。致呕吐型肠毒素(cereulide)主要引起恶心、呕吐的症状,可在儿童和老年人中表现出严重或致命的症状。这种毒素可在各器官中聚集,导致线粒体毒性,并伴有肝毒性、脑病和 β 细胞功能异常等临床并发症。致腹泻型肠毒素腹泻与一系列肠毒素有关,包括溶血性肠毒素 BL(hemolysin BL,Hbl)、非溶血性肠毒素(nonhaemolytic enterotoxin,Nhe)、细胞毒素 K(cytotoxinK,CytK)和肠毒素 FM(enterotoxin FM,EntFM),

以及潜在的肠毒素溶血素Ⅱ（enterotoxin hemolysin Ⅱ，Hly Ⅱ）和肠毒素 T（enterotoxin T，BceT）。❶

检测技术：常规的检测方法；基于聚合酶链反应（Polymerase chain reaction，PCR）技术、酶反应、免疫学技术的快速检测方法。

治疗和耐药机制：蜡样芽孢杆菌有 β- 内酰胺酶基因，可编码 β- 内酰胺酶，对大多数 β- 内酰胺类抗生素天然抗药，多数对氨基糖苷类、克林霉素、万古霉素、碳青霉烯类、氯霉素和红霉素敏感，目前还没有针对蜡样芽孢杆菌感染的治疗建议。❷

---

❶ Enosi Tuipulotu D，Mathur A，Ngo C，et al. Bacillus Cereus：Epidemiology，Virulence Factors，and Host-Pathogen Interactions[J]. Trends Microbiol，2021，29（5）：458-471.

❷ 孟二艳，徐发林，王志军，等. 早产儿蜡样芽孢杆菌败血症十例临床分析 [J]. 中华新生儿科杂志，2022，37（1）：45-48.

6. 食源性致病菌之空肠弯曲菌

凛冬在绵绵细雨中隐了身,不经意间,樱花盛开,绿叶满枝,草长莺飞的季节,谁也阻挡不了生命的萌芽。窗外绿草如茵,阳光明媚,春风暖暖,小朋友们在草地上尽情地玩耍,感受春天的勃勃生机。

在这万物复苏的季节,开心的不只是人类,许多细菌病毒也随之悄悄生长。这天下午,一位步履匆匆的母亲抱着孩子来到医院,怀里的孩子紧闭双眼,面色潮红。她急匆匆地走进诊室,焦急地对医生说:"医生,您快帮我看看我的儿子怎么了!"接诊的儿科郑医生安抚道:"你别急,先坐下吧。先让我看看孩子怎么样。"郑医生发现患儿呼吸急促、面色潮红,于是请护士先测了体温,患儿体温高达39.8℃!"孩子多大了?""2周岁。""什么时候出现发热的?""他昨天跟我说肚子疼,没什么精神,我就给他在家里测了体温,有38℃。""这期间有没有寒战、抽搐?有没有吃药?""没有寒战和抽搐,我给他喝过美林退热,然后晚上他就开始腹泻了,今天还吐了。""腹泻几次?吐的时候是怎么吐的?""腹泻就1次,黄色的稀便。吐的是早上吃的东西,就很常见的那种呕吐。"郑医生一边仔细询问一边记录病例,"现在我要对患儿做体格检查,你把他放在治疗床上。"这位母亲赶忙把患儿平放在床上。郑医生将患儿双腿屈膝,开始检查腹痛位置,初步检查后他发现患儿的腹痛主要在肚脐周围。"现在还不能明确病因,我需要做一些检验和检查。""好的医生。"随后,郑医生开具了血常规+超敏C反应蛋白、降钙素原、粪便常规检查、轮状病毒检查、急诊B超等。一小时后,检查结果出来,郑医生发现该患儿白细胞6.8×10^9/L,中性粒细胞百分比43%,淋巴细胞百分比48%,超敏C反应蛋白93.15mg/L,降钙素原8.96ng/mL,腹部B超显示未见明显急腹症征。郑医生对患儿母亲说:"你的儿子目前考虑为感染性发热,而且有血流感染可能,现在又高热、腹泻、呕吐,需要住院治疗。为了尽快找到病原菌,我们尽快去Ω实验室,请各位专家帮忙寻找鉴定致病菌吧。"

郑医生说完就带着患儿及家属急匆匆赶往Ω实验室。刚一进门就碰上了正准备出门的张慕慕教授。郑医生急忙喊道:"张慕慕教授请稍等,我这里有位疑似血流感染的患儿,需要你们帮助!"张慕慕教授闻言马上转身道:"你先将患儿的病情告诉我。"边说边打开实验室的大门,请郑医生及患者进入。"张慕慕教授,这位患儿2周岁,一天前无明显诱因出现发热、腹痛、腹泻,最高体温39.8℃,无寒战、抽搐,腹痛较剧烈,脐周为主,无牵涉痛及放射痛,伴腹胀,呕吐1次,非喷射状,解黄色稀便1次,无黏液及脓血,无烦躁不安、昏迷,气促、发绀,无皮疹、紫癜。这是急诊检验的结果。"郑医生边说边把检验结果递给张教授。张慕慕教授看了报告,说:"你的推断就目前来说并无不妥,若想确诊是什么原因引起的还需进一步检查,为了尽快找到原因,我们可以使用人体遨游器进入体内寻找病因。""不好意思,医生,我能问下这个人体遨游器安全吗?会对我的孩子有什么影响吗?这可是我从没听说过的检查啊!"患儿母亲焦急地问道。张慕慕教授微微一笑:"你放心,这是我们沈教授发明并已经协助临床多年,到目前为止还没有出现过什么问题,因为这是一个无创过程,并且可以完整地被排出体外。""原来是这样啊,那就麻烦你们了!"

此刻实验室里的小微博士和林翎对视一眼就已经分配好了任务。小微博士负责操纵仪器进入人体寻找致病菌，林翎负责体外操控。待小微博士进入被胶囊运输船包裹的人体遨游器后，林翎利用缩小放大射线将其缩小至胶囊大小，并让患儿吞下。小微博士操纵着人体遨游器进入肠道，并打开了遨游器的前灯，为了便于观察，小微博士切换成自动驾驶模式。随着遨游器的前行，小微博士似乎发现了一些问题，她发现肠道里有一群细菌，有的是弧形，有的是S形的革兰阴性杆菌。考虑到患儿有发热，且降钙素原较高，小微博士又操纵着遨游器通过肠壁上的毛细血管进入人体的血液循环中。在血液循环中行驶一段时间后，小微博士同样发现了一些和肠道内一样的细菌，她将这些细菌的形态特征等传回实验室电脑，林翎收到小微博士传回的信息后开始进行一系列比对操作。小微博士完成任务后操纵着遨游器重新回到肠道，最终排出体外。

没过多久，林翎就找到了病因。小微博士一从遨游器里出来就问道："肠道里的细菌和血液里的细菌是不是同一种？""对，就是同种细菌，是一种叫空肠弯曲菌的细菌。"林翎点点头，"空肠弯曲菌感染的治疗一线药物主要是氟喹诺酮类和大环内酯类抗生素，因为患儿只有2岁，可以考虑使用红霉素或者阿奇霉素来治疗。"张慕慕教授补充道，"弯曲菌属是引起细菌性腹泻的最常见原因之一，其中近90%的弯曲菌感染病例是由空肠弯曲菌引起的。通常表现为以腹泻为主的急性肠炎，也可出现肠外感染，如菌血症、脓肿、脑膜炎等。在大多数病例中，弯曲菌感染为自限性疾病，但在幼儿、老人、免疫力低下的人群中可引起肠外感染和感染并发症。除了抗生素治疗，还需其他对症治疗如解热镇痛，补液等。""太感谢你们了，我这就将患儿收住入院！"郑医生又急匆匆地回去开住院单了。

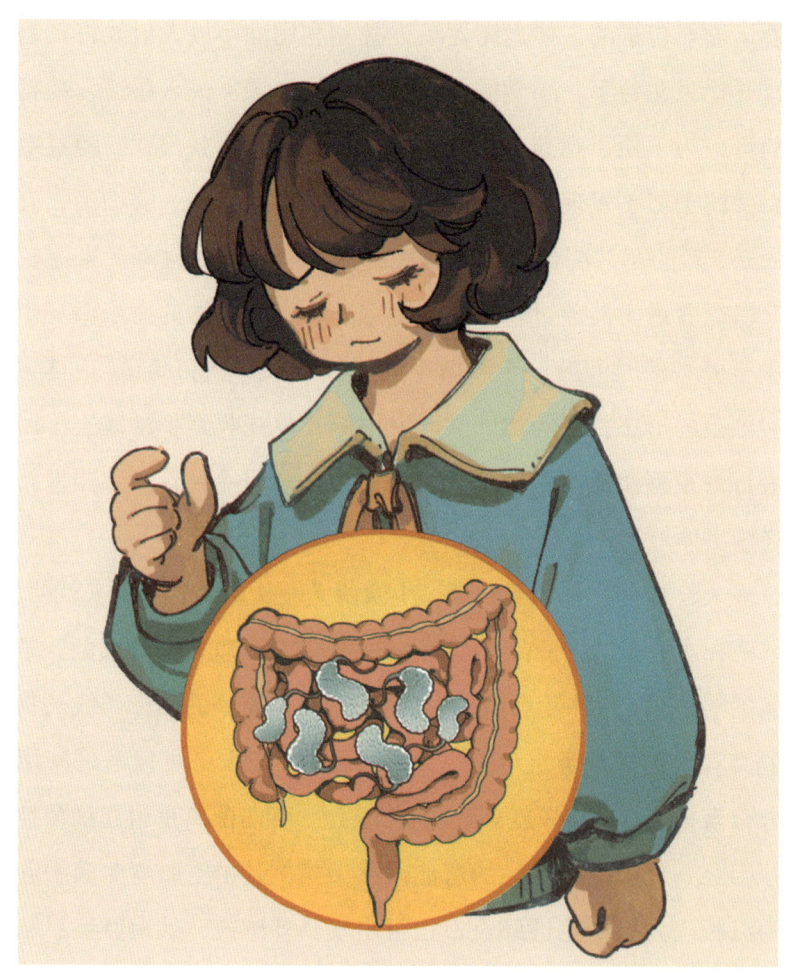

▲ 少见的空肠弯曲菌

经过半个月的治疗，患儿已有好转，即将出院。患儿母亲专程写了感谢信，送给 Ω 实验室的各位专家。

科学白话说

空肠弯曲杆菌：是弯曲菌属的一个亚种，属革兰阴性菌，具有多形性，呈弧形、螺旋形、海鸥展翅形或S形。空肠弯曲杆菌属肠道寄生菌，大量存在于野生动物或家养动物的肠道内。该菌是人兽共患病原菌，广泛分布于自然界，可通过动物、水、禽肉制品及蛋、牛奶等传播，引起人和动物发生多种疾病。主要引起人类的急性肠炎和食物中毒，导致患者有不同程度的胃肠炎、伴或不伴血性腹泻、发热、腹痛。

治疗与耐药机制：弯曲菌感染的治疗一线药物主要是氟喹诺酮类和大环内酯类抗生素。但目前氟喹诺酮和大环内酯类抗生素对弯曲菌已经产生了明显的耐药性。对氟喹诺酮的耐药性尤其令人担忧，因为在许多国家，大多数弯曲菌已不再对这类抗生素敏感。❶最近，人们发现了一种导致弯曲菌对氟喹诺酮表现出高水平耐药性的新机制，即超级外排泵变异体，通常称为RE-CmeABC（resistance-enhancing CmeABC），它可以增强对多种抗菌药物的耐药性，并且该超级外排泵基因可以通过水平转移。❷至于弯曲菌对大环内酯类的耐药性，发展中国家要高于美国和欧洲地区，最近发现的可以编码一种rRNA甲基转移酶的 *erm*（B）基因，能够使弯曲菌对大环内酯类抗生素呈现高水平耐药。

---

❶ DAI L，SAHIN O，GROVER M，et al. New and Alternative Strategies for the Prevention, Control, and Treatment of Antibiotic-resistant Campylobacter [J]. Transl Res，2020，223：76-88.

❷ YAO H，SHEN Z，WANG Y，et al. Emergence of a Potent Multidrug Efflux Pump Variant that Enhances Campylobacter Resistance to Multiple Antibiotics [J]. MBio，2016，7（5）：e01543-16.

7. 冰箱里的"杀手"
——不怕冷的李斯特菌

又是一年中最让人难以忍受的三伏天，树上的知了早已被热得叫个不停，Ω实验室楼下的小池塘都不能让人感受到一丝凉意。大家都躲在了空调房里不愿出门，怕热的小微博士更是从冰箱里拿出了早已冰镇好的西瓜大快朵颐。还没吃上两口，就有好几个医生、护士从休息室里冲了出来，把小微博士的西瓜给撞翻了。"诶，我的西瓜！我的西瓜！"小微博士正为她的西瓜感到惋惜，转念一想似乎有点儿不对劲，也跟着他们跑了出去。好不容易追上了他们的步伐，小微博士抓紧问道："怎么了，怎么了，怎么这么着急？来了个很危重的患者吗？"小护士气喘吁吁地回答道："刚刚接了个电话，说是有个37周的孕妇好像要早产了，马上就到，我们就赶紧出来了。"

正说着救护车就到了Ω实验室楼下，只见这位孕妇抚着肚子紧紧皱着眉头痛得直嚷嚷："好痛啊，医生，我是不是要生了。"责任医生和护士赶紧跑到担架边，赶紧查看情况，还好这位孕妇的羊水还没破，马上安慰道："没事的，你放松一点，羊水还没破，没关系的。"将这位孕妇收治到急诊病房后，责任医生向她的丈夫询问得知：因为天气太热，李小姐总想吃点儿凉的舒缓闷热。看到冰箱里还有去年买的冰激凌，就吃了一根。昨天半夜就开始发热，今天早上开始出现腹痛，体温直接升到了38.2℃。小微博士听到后马上绷紧了神经:"冰激凌?还发热了,难道感染什么病菌了?"沈教授点了点头,说道:"很有可能,但现在做血培养最快也要48小时左右才能知道是否感染病菌,看是否能用人体遨游器试试。"负责医生说:"那是再好不过了,先给她用上缓解腹痛的药,如果是真的感染了什么病菌也好尽早进行剖宫产,避免影响胎儿。""好的,我马上去!"小微博士立马就跑去找赵秋雨调试设备了。

　　一切就绪后,坐在人体遨游器里的小微博士和赵秋雨默契地点了点头,胶囊运输船也已准备就绪,马上就变成胶囊大小。护士将其给李小姐服下,胶囊运输船裂开后释放出人体遨游器,随着人体遨游器摄像头的打开,李小姐胃中的情况清晰地传回到电脑屏上。沈教授打开了语音系统对小微博士说:"小微,你就先从胃里开始仔细观察,然后再到肠道,她很有可能感染的就是一种食源性病原菌,她的胃肠道中可能还存在这种病原菌。"小微博士点了点头,开始在胃中仔细寻找可疑物。随着摄像头不停地转动,沈教授等人只看到了一些在胃里还未被胃酸消化完全的食物残渣。小微博士便向着肠道深入,果然在肠道中发现了一些未被胃酸"消灭"的可疑物,小微博士将摄像头对准了这些可疑物:"沈教授,你仔细看看这些是不是有点问题?我看着好像有鞭毛,我怀疑它们有可能就是病原菌。"沈教授道:"不错,很有可能就是它们,你再去血流里看看。"到达血流中后,小微博士见到了好几个单核巨噬细胞中也有这几个"小东西"。沈教授突然皱起了眉头:"这可不是什么好现象,看来这些病原菌已经通过肠黏膜进入血液中了,我怀疑有可能是产单核李斯特菌,很有可能已经通过胎盘感染到胎儿了。"责任医生道:"那我们要尽早安排剖宫产了,这样也好尽早观察新生儿和产妇的感染情况。"沈教授说:"不错,我们还要采集产妇的血液和羊水进一步确定是产单核李斯特菌还是其他病原菌。"

责任医生和护士马上联系了手术室安排了最近时间的剖宫产手术，同时也采集了产妇的羊水和血液及新生儿血液送去检验科。检验科医生立马将标本进行镜检、血培养及在血琼脂平板和产单核李斯特菌显色培养平板进行接种。结果显示为产妇是产单核李斯特菌感染，好在新生儿并没有感染产单核李斯特菌。

责任医生收到检验结果后，马上使用青霉素类抗菌药物如阿莫西林给产妇进行治疗。在经过7天的治疗后产妇终于治愈出院，新生儿虽是37周早产，但他的体重已经达标，各项指标都显示良好，和妈妈一起回家了。李小姐在出院前找到了沈教授和小微博士团队向他们表示感谢："刚刚我已经感谢过为我接诊的医生了，还是他告诉我是你们用了这么厉害的设备检查出我的问题，让我的宝宝健康平安地出生。"沈教授说："这都是我们应该做的，不过你可要记住了，可不能再吃放在冰箱里那么久的东西了。"小微博士看着李小姐一家幸福的背影感触颇多，同时也在暗暗提醒自己以后可要注意久放冰箱里的食物了。

✎ 科学白话说

产单核李斯特菌：产单核李斯特菌是李斯特菌属最常见的一种，也是最易对人致病的一种，它的生长温度是2~42℃，嗜冷耐冻。孕妇、新生儿、老人是感染李斯特菌的高危人群。如果孕妇已经感染还极有可能通过胎盘感染胎儿，更会造成流产、早产和死胎等后果。它引起的疾病也十分凶险，如心内膜炎、原发性脓毒血症、脑膜炎和脑炎，病死率高达50%。

治疗：首选青霉素类抗菌药物，如氨苄西林或阿莫西林，同时氨基青霉素类药物可联合氨基糖苷类药物，具有协同效果，复方磺胺和莫西沙星也有很好的疗效。

耐药机制： 基因突变是导致产单核李斯特菌对头孢菌素类和喹诺酮类药物产生耐药性的一大原因，它还可以通过水平转移的方式就是像复制粘贴一样从其他细菌（如链球菌、肠球菌和乳球菌等）那里获得耐药基因，使大环内酯类、林可酰胺类、氯霉素和链霉素等药物失去抗菌活性。产单核李斯特菌群体中有些细胞会处于一种休眠、不分裂的状态，就像是睡着了一样，我们称之为持留细胞，这种细胞具有更强的抵抗药物和恶劣环境的能力。❶产单核李斯特菌还能够产生生物膜，这种生物膜就像一层保护膜罩在产单核李斯特菌外面，抵制各种外界因素对它的"危害"，如对热和干燥、重金属、紫外线和酸都具有屏障作用，所以被胃酸大量消灭后还有少数可以存活。并且这种生物膜还可以限制抗菌药物的扩散能力，保护细菌免受伤害。❷

---

❶ MATEREKE L T，OKOH A I. Listeria Monocytogenes Virulence，Antimicrobial Resistance and Environmental Persistence：a Review [J]. Pathogens，2020，9（7）：528.

❷ MATLE I，MBATHA K R，MADOROBA E. A review of Listeria Monocytogenes from Meat and Meat Products：Epidemiology，Virulence Factors，Antimicrobial Resistance and Diagnosis [J]. Onderstepoort J Vet Res，2020，87（1）：e1-e20.

8. 疑似阑尾炎的耶尔森菌感染性急性肠胃炎

在离 Ω 实验室不远的一处村落，很多村民仍旧保持着朴素的生活方式。这些村民每天的生活无非是耕地、种菜，养一些鸡鸭牛羊。在 Ω 实验室建成后，闲暇时刻村民们也时常和小微博士等工作人员唠唠家常。秋天是这些村民们最开心的日子，这天李大伯提着一篮蔬菜水果又来到了 Ω 实验室门口。"小微啊，小微啊，我给你们又拿了点菜来，我家今年收成可好了！"未见其人先闻其声，小微博士马上从 Ω 实验室里着急忙慌地跑了出来："李大伯呀！跟您说了多少回了，别老给我们送东西，我们啥都有。"李大伯脸上露出了朴实的笑容："嘿嘿，这算啥呀，都是些不值钱的玩意儿，你们给我们那么多村民看病治疗，我们不知道比原来好了多少呢！你快拿着吧，我还得下地收菜呢，走了啊！"

第二天下午，李大婶满脸着急地跑到了 Ω 实验室门口："有没有医生在呀！快来帮帮忙呀，李伯从昨天晚上一直上吐下泻的，吃了药也一直没好！"急诊医生和小微博士马上跑了出来，小微博士问道："怎么了？李大伯昨天不是还好好的吗？"急诊医生说道："这样吧，我找同事先派个救护车去把李大伯拉过来检查一下吧，您别着急。"马上急诊医生就带着李大婶一起跟救护车回了李大伯家将他带回了 Ω 实验室。将李大伯安置到急诊室后，责任医生马上安排了一系列常规检查，经过体格检查后患者有一系列疑似阑尾炎的表现，但腹泻情况又非常严重，责任医生还是放心不下，立马联系了张慕慕教授。张慕慕教授又给小微博士打去了电话："小微，你和赵秋雨先把设备调试好，这个患者的情况不多见，还是用人体遨游器进去看看比较放心一些。""好的张教授，我这会就在急诊室，我马上过去。"小微博士挂断电话就向实验室跑去。

　　来到实验室后，小微博士看到赵秋雨正在悉心擦拭他的"宝贝"设备："秋雨，先别擦啦，来活儿了，旁边村里的李大伯腹泻情况有点儿严重，张教授让我们进去看看。"赵秋雨说："走吧，马上就好。"准备就绪后，张慕慕教授和责任医生带着李大伯也来到了实验室："小微，老规矩。""没问题！"小微博士和赵秋雨以最快的速度操纵人体遨游器到达李大伯的肠道内，这边小微博士正在细心观察肠道内的可疑物，责任医生正在向张慕慕教授汇报情况："刚刚我们问了李大伯，他昨天到田里收菜，回家路上口渴打了井水喝，随手洗了生萝卜吃。"张慕慕教授眼睛紧盯着摄像头传输回来的画面，说道："估计就是这井水和生萝卜了，可能感染的病原菌可就多了。"与此同时，小微博士那边也找到了可疑病原菌：为两头钝圆的卵圆形短小杆菌，有荚膜但没有鞭毛。"现在，我可以确定是肠杆菌目的一种，但是性状相似的病原菌有好几种，让我再想想。"小微博士这时皱起了眉头，好在沈教授也及时赶了过来："小微啊，你看看有没有可能是耶尔森菌，我怀疑是它。"小微博士眼睛一亮："真有可能是它，耶尔森菌。张教授，那我们可以先试试用链霉素直接打掉它们。""常规来说是这样，但现在病原菌耐药性日益增加了，保险起见用链霉素和左氧氟沙星一起吧！"赵秋雨将链霉素和左氧氟沙星装配到抗生素B100发射器中对这些病原菌发起了"连环炮轰"，很快这些病原菌就都被消灭了。❶小微博士和赵秋雨操纵仪器从李大伯体内出来后，张慕慕教授对小微博士说道："林翎那边的细菌鉴定和耐药结果出来以后还是跟我说一声吧，虽然现在李大伯的问题解决了，希望我的担心是多余的。"

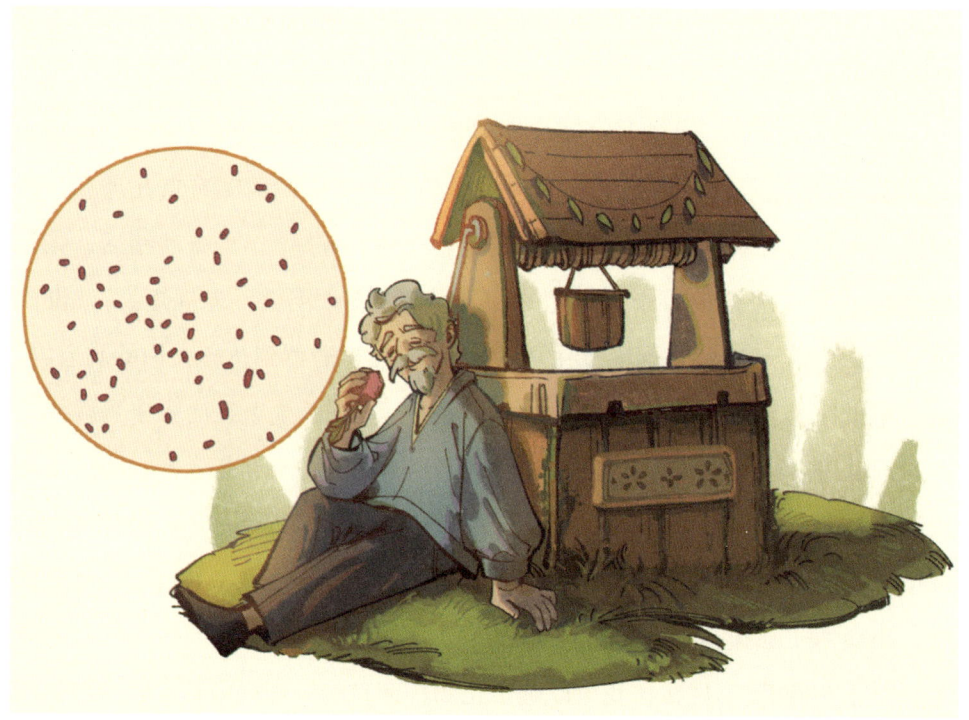

▲ 小心耶尔森菌

过了两天，小微博士就去找林翎，询问细菌名和耐药结果。"张慕慕教授的判断是没错的，李大伯感染的这个确实是耶尔森菌，而且对链霉素耐

---

❶ 黄瑛，吕冰，张新，等.北京市人源性小肠结肠炎耶尔森菌病原学特征分析[J].首都公共卫生，2022，16（3）：134-137.

药。虽然链霉素和庆大霉素都是治疗耶尔森菌的首选药物，现在这些病原菌的耐药性实在是太让人头疼了。"小微博士点了点头："是呀，还好治疗得早。耶尔森菌的传染性强，要是拖得再久一点造成败血症可就难办了。❶❷我去和张慕慕教授说一声，先走啦！"经过一系列治疗后，李大伯总算康复出院了，走时又拉着小微博士说道："小微啊，谢谢你们，救了我一命啊。""李大伯，这都是我们应该的！你可要记住了，这生水和生蔬菜可要注意了，可不能再这么吃了。"李大伯向 Ω 实验室的人逐个道谢后就和李大婶一起回家了。小微博士盯着 Ω 实验室门口飘下的落叶出神了："还好不是鼠疫耶尔森菌，现在想起14世纪的'黑死病'和后来暴发的鼠疫还是觉得后怕。"❸

✍ 科学白话说

耶尔森菌：是广泛存在于自然界的一种革兰阴性菌，属内多个菌种具有极高人类致病毒性，其中鼠疫耶尔森菌是烈性传染病鼠疫的病原菌；肠炎耶尔森菌可致胃肠炎、关节炎及败血症等。由鼠疫耶尔森菌引起的鼠疫，是人类历史上最致命的传染病之一。在14世纪（约1301—1400年），鼠疫被称为"黑死病"，是第二次瘟疫大流行的第一波疫情。这场大流行在14世纪的欧洲造成了约5000万人死亡，成为人类历史上最大的传染病灾难之一。14世纪对"黑死病"的记述包括以下可怕的症状：疼痛性的淋巴结肿大，坏死的器

---

❶ 满玉霞，臧慧平，庞瑞昌. 小肠结肠炎腹泻不同检验方法对粪便中耶尔森菌检查结果比较 [J]. 临床检验杂志（电子版），2019，8（3）：14-16.

❷ 韩俊丽，刘洋，高大维，等. 耶尔森菌病危险因素的病例对照研究 [J]. 预防医学，2023，35（2）：93-98.

❸ 辛有全，何建，杨晓艳，等. 左氧氟沙星和莫西沙星对鼠疫耶尔森菌最低抑菌浓度的测定 [J]. 现代预防医学，2020，47（22）：4148-4150，4154.

官、鼻孔流血、血性痰、血管出血，这些症状导致皮肤出现斑点及变色。而小肠结肠炎耶尔森菌是一种广泛存在于自然界中的人兽共患病原体，是引起急性感染性胃肠炎的最常见细菌之一。小肠结肠炎耶尔森菌是革兰阴性小杆菌，有毒菌株多呈球杆状，兼性厌氧菌，在0~4℃也能生长繁殖，在冷藏冰冻食物中常见，引发耶尔森氏菌病（Yersinosis），是"冰箱病"的一种。耶尔森氏菌病通常局限于肠道的表现，临床特征包括急性腹泻、发热、腹痛和假性阑尾炎。❶

治疗：对链霉素、四环素、氯霉素、磺胺嘧啶、庆大霉素、多西环素、喹诺酮类抗生素均很敏感。目前，氨基糖苷类抗生素——链霉素是世界卫生组织推荐治疗鼠疫最有效的药物。

耐药机制：基因突变是产生耐药细菌的根本原因。细菌通过基因突变改变自身结构，来削弱抗生素的效果，从而产生耐药性。例如：合成药物失活酶，引起药物失活；激活药物外排泵，减少药物吸收；通过对细胞壁加强修饰，抑制药物摄取；修饰药物靶标，使得药物无法结合发挥药效。目前，对鼠疫特效药链霉素耐药是因为大多数对氨基苷类抗生素耐药的革兰阴性杆菌能产生质粒介导的钝化酶，钝化酶又称合成酶，可催化某些基团结合到抗生素的OH基或NH_2基上，使生素失活。如位于胞浆膜外间隙的乙酰转移酶和磷酸转移酶及核苷转移酶分别作用链霉素NH_2基、OH基上，使氨基苷类被上述酶钝化，不易与细菌体内的核蛋白体结合，从而引起耐药性。❷

---

❶ Spyrou MA, Musralina L, Gnecchi Ruscone GA, et al. The Source of the Black Death in Fourteenth-century Central Eurasia [J]. Nature，2022，606（7915）：718-724.

❷ Fang X, Kang L, Qiu YF, et al. Yersinia Enterocolitica in Crohn's Disease [J]. Cellular and Infection Microbiology，2023，13：1129996.

9. 肠道核心菌属——双歧杆菌

凉风习习，转眼入秋，河两岸的梧桐叶开始变得枯黄。今天 Ω 实验室迎来了一位满脸愁容的年轻小姐姐。临床医生接诊了这位女士，根据患者自述：最近一两年来经常莫名其妙地出现腹痛腹泻症状，腹痛也没有很明确的具体位置，经常在排气或排便后缓解，并且粪便不成形，尤其在进食刺激性食物、生活压力大的时候腹痛腹泻更加明显。临床医生根据患者的描述，经过初步体格检查，为其开具了粪便常规检查、胃肠道 X 射线检查、血常规等。

经过检查，患者粪便为稀便，镜检偶见红细胞，无白细胞。血常规无明显异常。胃肠道 X 射线检查显示整个胃肠道运动加速，肠道无狭窄、缺损、溃疡等。临床医生拿到报告结果后初步怀疑是肠易激综合征，为了进一步明确诊断，医生想借助 Ω 实验室先进的实验仪器帮助她进一步排除其他疾病的可能，于是医生立刻打电话给沈教授，说明了自己的想法，沈教授十分爽快地答应了。

医生马上带着患者来到了 Ω 实验室，并将患者情况向实验室的小伙伴做了详细的介绍。张慕慕教授拢了拢自己头发，首先发言："临床医生的考虑有一定道理，我们可以通过人体遨游器进入患者胃肠道，去观察她的肠道菌群是否正常,排除致病菌导致的腹痛腹泻,如果检查下来她确实没有器质性的病变,没有致病菌在肠道内生存,那么我觉得可以初步诊断患者为肠易激综合征,届时可以服用双歧杆菌活性制剂与蒙脱石散联合用药治疗。"沈教授点点头说:"那么就由林翎和小微一起搭乘人体遨游器去观察患者的胃肠道情况吧!外面就由赵秋雨来操作。"三人齐声称是。

  林翎和小微博士进入胶囊运输船里的人体遨游器,赵秋雨利用缩小放大射线将运输船缩小成胶囊大小,然后让这位患者吞下胶囊并躺在治疗床上。当胶囊运输船经过食管到达胃部后,赵秋雨开始启动胶囊溶解系统,使胶囊运输船在胃内溶解,释放里面的人体遨游器,便于林翎和小微博士观察患者情况。林翎打开遨游器的前后大灯,小微博士拿着沈教授新研发的透视放大镜开始仔细检查患者的胃部情况,然而她并没有在患者胃里发现可疑的病灶、病毒和细菌。小微博士对林翎道:"患者胃部一切正常,我们继续往下走。""OK!"于是,林翎驾驶人体遨游器进入肠道。他们依次经过十二指肠、空肠、回肠、结肠、直肠,她发现这位患者肠道内的正常菌群明显减少,尤其是双歧杆菌。张慕慕教授和赵秋雨也同时发现该患者的肠道菌群严重失调。随后,人体遨游器经患者肠道排出,赵秋雨将胶囊大小的人体遨游器清洗消毒后,又利用放大射线将其恢复正常。林翎和小微博士出来后就对张慕慕教授说:"这位患者的肠道正常菌群较少,且没有发现重要的致病菌,可排除细菌、病毒感染导致的腹泻。"张慕慕教授点点头说:"从你们传回来的信息可见患者没有器质性病变,也没有重要致病菌,我认为之前的诊断可以成立。"

  随后张慕慕教授对患者说:"根据现有的检查结果及你的既往病史,我认为你患的是腹泻型肠易激综合征,这是一种功能性肠道疾病,表现为腹痛、腹泻等症状，这些症状通常会在压力、紧张、焦虑等情绪因素的作用下加重。它的病因较复杂，目前认为与肠道敏感性增加、肠道运动异常、饮食和情绪等因素有关。对于肠易激综合征的治疗有药物治疗和非药物治疗。因为你长期腹泻，你的肠道菌群已经失调，我会给你开两种药，一种是双歧杆菌活性制剂，它在较高温度下会失去活性，所以服药的水温不宜超过40℃，该药物应冷藏2~10℃避光保存。另一种是蒙脱石散，它有止泻作用。你回家后先服用蒙脱石散，间隔两个小时后再服用双歧杆菌活菌制剂，否则会影响双歧杆菌的作用。另外，你的饮食结构也需要调整，要避免高糖、高脂等食物，增加膳食纤维的摄入。适当的运动、调整心态等也可以帮助你缓解肠道症状。记得定期复查，药不能自己随意停用哦。"这位年轻患者听了连连点头，随后就去药房拿了药。

一星期后，门诊医生反馈说这位患者的腹痛腹泻症状已经有了改善，Ω实验室的研究员们听了都露出欣慰的笑容。

科学白话说

双歧杆菌： 一种严格厌氧的革兰阳性杆菌，广泛分布于肠道、阴道和口腔，是生命早期阶段最早定植的肠道菌群之一。肠道菌群与健康密切相关，肠道菌群（尤其是双歧杆菌）失调已在多种疾病中发现。作为主要的传统益生菌，双歧杆菌可以温和地调节肠道菌群，因此被广泛添加到各种功能性食品中。

大量研究表明，除了维持肠道健康，双歧杆菌还可通过调节肠道菌群代谢产物等方式影响全身，并可能与身体各个部位的疾病相关，包括神经系统、呼吸系统、泌尿生殖系统、皮肤和内分泌系统等，对疾病的治疗和干预具有很大的潜力。然而，双歧杆菌也有引起感染的风险，迄今已有数例关于双歧杆菌引起新生儿、年幼儿童或高危人群菌血症或败血症的报道。

耐药： 双歧杆菌通常对抗革兰阳性菌抗生素敏感，但是耐药菌株也时有报道，包括对氯霉素、红霉素、克林霉素、利福平、庆大霉素、氟喹诺酮类、万古霉素、四环素、磺胺类或甲硝唑等的耐药。双歧杆菌中耐药基因的研究很少，目前仅限于四环素和大环内酯类药物，已鉴定的常见基因为 $tetW$、$tetM$、$tetL$ 和 $ermX$。[1][2]

---

[1] ZHANG W，JIA Q，HAN M，et al. Bifidobacteria in Disease：from Head to Toe [J]. Folia Microbiol（Praha），2023，30：1-15.

[2] NUNZIATA L，BRASCA M，MORANDI S，et al. Antibiotic Resistance in Wild and Commercial Non-enterococcal Lactic Acid Bacteria and Bifidobacteria Strains of Dairy Origin：An Update [J]. Food Microbiol，2022，104：103999.

10. 不怕抗生素的轮状病毒

金秋十月，黄了橘子，红了枫叶，香了桂花，大地悄悄地换上了新装。Ω实验室里大家正在吐槽小长假的人山人海，林翎感慨道："还不如在实验室里上班研究肠道菌群的耐药机制，毕竟秋季腹泻不可忽略。"张慕慕教授调侃道："明年国庆假已经安排好，林翎值班干活儿，咱们去看人山人海。"紧接着一阵哄笑，突然小微博士一脸严肃地进来，让大家准备进入工作。

说时迟那时快，大厅里跑进来一对夫妻抱着一个孩子，迎面撞上赵秋雨，急急忙忙地说道已经给你们打过电话了。此时接线员上前复述：患儿，男，两岁，跟随父母外出旅游，2天前腹泻，初为黄色稀糊样便，逐渐转变成黄绿色稀水样便及蛋花样便，每次量多，每日腹泻5~7次不等，无黏液脓血便；父母初步认为孩子吃了生冷硬东西或在外有点水土不服，口服蒙脱石散保护胃黏膜；1天前开始发热，体温在38~39.6℃，发热前有寒战，无惊厥、流涕，伴有尿量明显减少，口干喜饮，到当地诊所就诊灌肠及穴位贴敷治疗并口服阿莫西林、小儿氨酚黄那敏颗粒，无好转。父母当即收拾行李返程，到家后就诊于社区卫生院，社区卫生院给予头孢呋辛、喜炎平静滴，无好转，门诊以脓毒血症、轮状或诺如病毒性肠炎、肠致病性大肠杆菌性肠炎、中度脱水收入院。病程中，患儿精神、饮食欠佳，大小便如上述，体重有所下降。早晨时无明显诱因出现呕吐，呕吐物为胃内容物，非喷射状，无胆汁及咖啡渣，时至现在十一点已经呕吐5次。当地卫生院无微生物室，无法做到全面快速地鉴别诊断，患儿病情越发严重，患儿的主治医师曾来访过Ω实验室，遂推荐患儿来Ω实验室治疗。

  目前，针对轮状病毒及诺如病毒检测，Ω实验室有较多快速准确的检测方法，如果是细菌的话以微生物培养为金标准，时间不允许，并且一旦有合并感染将会错失最佳治疗方案，赵秋雨建议直接启用人体遨游器以减轻患儿痛苦，并将相关药物缩小直接放入抗生素B100发射器内，在必要时提供靶向治疗。确定好方案后，大家一刻都不敢耽误，赵秋雨马上准备东西调试装备，林翎毫不犹豫钻入了人体遨游器，赵秋雨在一旁无奈地摇摇头，张慕慕教授拍了拍她的肩膀，让她习惯林翎对用药研究的执着，只要听到抗生素用药，林翎就两眼放光。

  随着人体遨游器入体，赵秋雨直接导航至患儿的消化道，首先是食管内没有什么大的异常，胃内食物空空足以证明患儿现在的身体状况确实很不好。在胃内徘徊一会儿接着往前走，张慕慕教授告诉林翎下面到了小肠就要仔细认真了，因为轮状病毒和大肠埃希菌都是在小肠内兴风作浪的。林翎扶了扶眼镜生怕漏掉什么，突然他看到了大量溶解死亡的细胞，再细看小肠细胞微绒毛萎缩、脱落，好不萧条。小微博士让林翎找一个合适的小肠黏膜绒毛细胞并进入其中，进行深入地研究，林翎猛地加速，显示屏的画面有一瞬间天旋地转。突然小微博士让林翎停下来，她似乎看到了一个不属于细胞内的小球球，这个小球球明显是一个病毒，仔细探查这个病毒体呈圆球形，双层衣壳，每层衣壳呈二十面体对称。内衣壳的壳微粒沿着病毒体边缘呈放射状排列，形同车轮辐条。❶病毒感染已经无疑了，收集病毒核酸并验证其基因却必不可少。林翎退出小肠黏膜绒毛细胞后接着往前走，生怕错过了其他狡猾的微生物，毕竟患儿现在已经中度脱水，经不起再一波入侵。林翎操纵仪器在小肠内来回搜索多次，除了车轮状的球形病毒，没有见到别的"捣蛋鬼"，时至此刻基本已经判定患儿是单纯的病毒感染，大概率是轮状病毒，抗生素在这种情况下是无用的，而且滥用抗生素会导致抗生素耐药的产生，不利于机体的免疫力。经过一番认真的循环搜索后，林翎决定退出患儿体内，突然此时患儿肠道内异常兴奋，而且伴有一股股蠕动波，人体遨游器也感受到了一股不可抗拒的压迫推挤感，林翎不明所以，一脸茫然，随即就是天旋地转堪比过山车，外面的人却笑得前俯后仰。是的，最后人体遨游器出现在患儿的尿不湿上。一阵哄笑过后就是紧张的送检及沟通治疗，很快结果出来了，就是秋季腹泻杀手——轮状病毒。

  对于病毒目前并没有很好的特效药，主要还是饮食治疗、液体治疗，以及肠道保护❷等。给患者家属普及后，患儿父母长舒一口气，随即转入离家近的卫生院对症治疗。林翎也收拾利索走了过来，告诉患儿父母，阿莫西林不能随便乱用，这是滥用抗生素，危害多多，如果以后遇到身体不适，建议及时就医，明确病因进行对症治疗。看着患儿父母焦急的眼神，小微博士看重点已经讲明白，便把林翎拉到了一旁，要不然这家伙能讲一个小时。

❶ 费鹏.轮状病毒腹泻婴儿肠道微生态变化的研究[D].哈尔滨：东北农业大学，2013.
❷ 罗军.婴幼儿轮状病毒腹泻的研究进展[J].蛇志，2011，23（3）：290-292.

✎ **科学白话说**

轮状病毒：轮状病毒是引起婴幼儿腹泻的主要病原体之一，共有七种类型（A~G），其中90%的感染是由A种造成的，A种还分为不同型别，对人类致病的主要是5个型别：G1、G2、G3、G4和G9，主要在夏秋冬季流行，感染途径为"粪—口"传播。轮状病毒肠炎的潜伏期为1~3天，多起病突然，典型的症状为呕吐、发热及非血性腹泻。在病初1~2天，先有呕吐、发热，之后会出现腹泻，大便每日3~10余次，可伴有腹胀和肠鸣等。排便急且量多，粪质多呈淡黄色的稀薄水样或蛋花汤样，偶有黏液，无脓血。轮状病毒肠炎可表现轻重不一，轻者可无发热、呕吐，仅为轻度腹泻，甚至可能还无明显症状。

治疗：轮状病毒腹泻的治疗原则是继续进食，合理用药，防止脱水。轮状病毒导致的急性腹泻目前尚无临床特效药，疫苗接种是当前最有效的预防措施。❶

---

❶ 王俊，闻晓波，冉旭华. 人轮状病毒疫苗研究进展 [J]. 中国人兽共患病学报，2021，37（3）：278-284.

危险的多重耐药菌

11. 肆虐社区、医院的肺炎克雷伯氏菌

春天是小微博士又爱又恨的季节，爱的是万物复苏、鸟语花香，恨的是春日里竞相开放的春花里的花粉。一到春日，小微博士总要戴上口罩隔绝空气中的花粉，不然她肯定会喷嚏打个不停，涕泗横流了。

今天小微博士像往常一样戴着口罩走进Ω实验室的大楼准备开启新的一天的工作，不过她发现打扫卫生的黄阿姨也戴上了口罩。小微博士向黄阿姨问候："早啊黄阿姨，您今天怎么也戴上了口罩，是和我一样对花粉过敏吗？"黄阿姨看到是小微博士，说："小微，早上好，我戴口罩不是花粉过敏，而是最近一直咳嗽，还咳痰，我怀疑是感冒了，怕传染给大家。"小微博士看黄阿姨脸色不好，皮肤发红，询问她："黄阿姨，我看您现在脸很红，是不是还在发烧呀，您现在这个状态看着很不好，我陪您去挂个号看看吧。"说着就要牵起黄阿姨的手往挂号处走，黄阿姨连忙摆摆手，说："小微博士，不用麻烦你啦，没关系的，过几天就好了。"说着又开始咳嗽，比上一次更剧烈了。小微博士看着黄阿姨的病容，牵起黄阿姨的手边说边走："没事的，黄阿姨，一点儿不麻烦，咱们就去看看什么情况，别把病情拖严重了。"

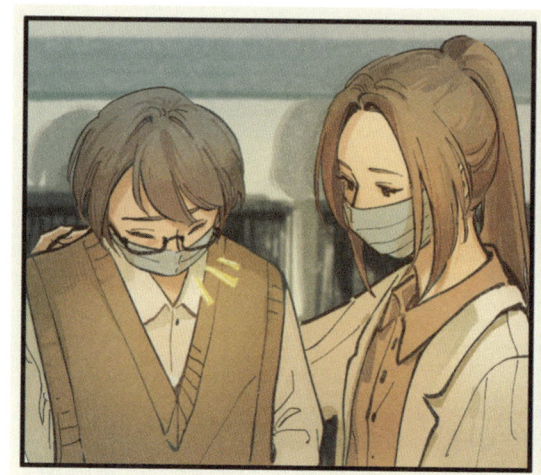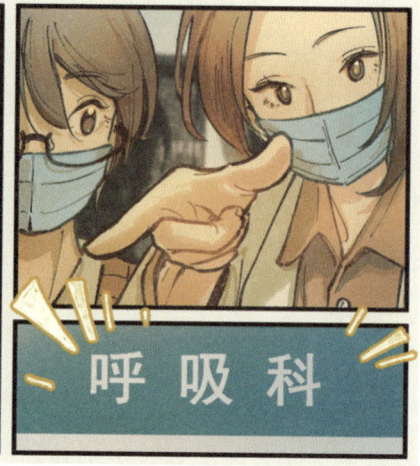

▲ 打倒肺炎克雷伯菌

　　小微博士带着黄阿姨来到呼吸科廖主任的门诊，廖主任看到小微博士来了，热情地说："小微，早啊，来呼吸科有什么事吗？"小微博士放下黄阿姨的挂号单，对廖主任说："廖主任早，我看到咱们保洁黄阿姨一直咳嗽咳痰，面容憔悴，皮肤泛红，感觉她很不舒服，想找您来帮忙看看什么情况。"廖主任听完，便问起黄阿姨最近的感受。黄阿姨说："我这几天总觉得身上没力气，然后一直咳嗽，咳痰，红棕色的。还一直发烧，吃了退烧药也不见好。眼睛有时候看不清东西，模模糊糊的。"廖主任听完就对黄阿姨进行一系列检查，先是体格检查，然后抽了血，拍了CT。所有检查结果出来后，廖主任对黄阿姨说："黄大姐，您已经肺部感染了，并且您的肝脏也有肿大，眼睛也有一些症状。需要对您具体感染了哪种病原体做进一步的判断，然后用药对症治疗。"小微博士一听黄阿姨是感染，便主动请缨："廖主任，不妨让黄阿姨去我们Ω实验室吧，我们现在装备了最新款的人体遨游器，可以直接观察病原体。"廖主任说:"可以啊,我们一起上楼吧。"

去往Ω实验室的路上,小微博士一直给黄阿姨解释后面即将进行的检测内容,同时也联系了沈教授和张慕慕教授,让楼上的小伙伴们提前把设备调试好,保证时效。

沈教授看到小微博士和廖主任带着黄阿姨进来,热情地迎接他们:"我们这里都准备好啦,黄阿姨您不用害怕,整个过程很快的,廖主任也在这里,我们一起找出生病的真凶。"黄阿姨拉住沈教授的手,点点头说:"谢谢你们,太感谢了。"张慕慕教授说:"黄阿姨您不用客气,先到检测台躺下吧,我们准备准备就开始。"

赵秋雨博士已经调试好了设备,过来拍拍小微博士肩头,说道:"小微,我们都准备好了,你准备好了吗?"小微博士笑着说:"准备好啦,我们开始吧。"说着小微博士钻进了人体遨游器的舱门。舱门关闭后,胶囊运输船开始装载,包裹着人体遨游器,缓缓地被推到放大缩小射线的靶心。随着赵秋雨的一声令下,原本巨大的运输船被缩小成胶囊大小,张慕慕教授让张阿姨服下胶囊,小微博士也开始调试遨游器,通过对话传输系统对赵秋雨说:"秋雨,既然黄阿姨的肺部感染严重,我们就先去这里吧。"廖主任在Ω实验室的电脑里调出了张阿姨的胸片,指着一个区域补充道:"黄阿姨肺部这里感染明显,就去这里吧。"赵秋雨得到指令,根据廖主任所指的方向,给遨游器设定好了目的地。

很快小微博士便来到了肺部感染所在地,她透过人体遨游器的玻璃,看到许多白细胞汇集于此,于是对着对讲器说:"应该就是这里了。"沈教授点点头,说:"小微,你自己驾驶人体遨游器观察一下,看看能不能找到病原体。"小微博士回复:"好的。"然后缓慢地驾驶人体遨游器,穿过白细胞,不落下任何蛛丝马迹。忽然她看到前面好像有细菌一样的、模模糊糊的一个影子，便过去一探究竟。凑近一看，确实是细菌，是短杆菌，周围有短簇的菌毛，正在被白细胞攻击。林翎推了推眼镜，说："看起来是革兰阴性杆菌，还能看到荚膜。"廖主任补充说："黄阿姨说她咳痰是红棕色的。"沈教授说："结合黄阿姨的症状和检查结果，我们基本可以判断应该是肺炎克雷伯菌感染。急性期的肺炎克雷伯菌感染会有发热、咳嗽、咳痰的症状，并且有典型的红棕色或红葡萄色胶冻样痰，并且肺部有不规则阴影，内有不规则透亮区，这都是肺炎克雷伯菌感染的特征。"林翎说："如果是肺炎克雷伯氏菌感染，那我们需要准备多种武器，有许多菌株有一定的耐药性。许多都会产生超广谱β-内酰胺酶（ESBLs）和头孢菌素酶（AmpC酶），以及氨基糖苷类修饰酶（AMEs），对常见的治疗阴性菌的药物都会有耐药性。"张慕慕教授说："林翎说得没错，如果是肺炎克雷伯菌感染，我们需要对其进行药敏试验。"而赵秋雨在一旁说："我的弹药库里装载了不同的抗生素，或许我们可以让小微用不同的药物弹药试一试，看看哪种对这个细菌有效果。"沈教授点点头："也可以，我们可以先用常用的三代头孢开始。"小微博士听到了沈教授的指令，装载好了药物，对着面前的细菌发射了一枚炮弹。奇怪的是那个细菌并没有任何变化，仍然在破坏着黄阿姨肺部组织细胞。林翎说："看来三代头孢类药物对它没有效果，我们换青霉素类药物再试试。"小微博士同样装载上青霉素类药物，对着细菌发射，还是没有效果。林翎说："或许我们可以使用抗生素复合制剂，可能有效果。"小微博士点点头，装载上青霉素搭配酶抑制剂的复合药物，对着细菌就是一炮，只见细菌被炸成无数碎片。沈教授和廖主任看着屏幕上的碎片欢呼："找到针对的药物啦。"张慕慕教授补充道："看来这个肺炎克雷伯菌确实是有一定的耐药性，常规的三代头孢和青霉素类对它都没有效果，不过当我们搭载上酶抑制剂，抑制了细菌分解抗生素的能力，此时抗生素对它就是有效果的。"

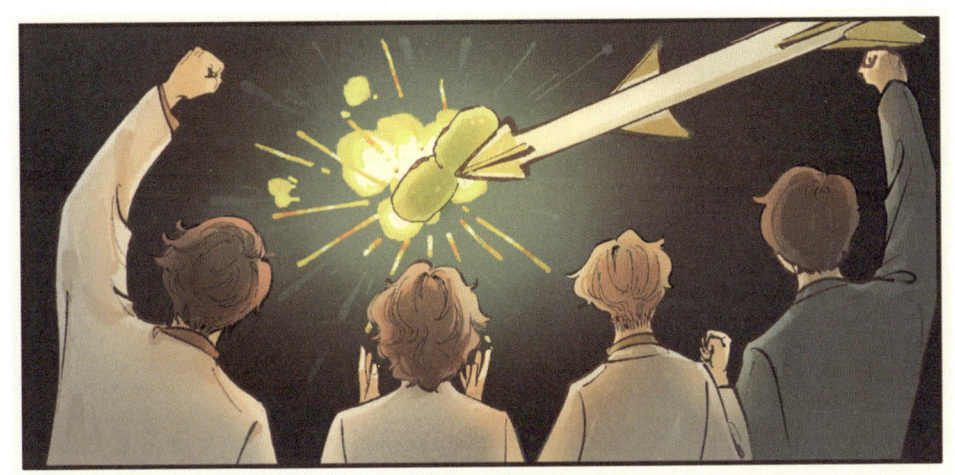

▲ 打倒肺炎克雷伯菌

找到了黄阿姨的病因和可以治疗的药物后，廖主任积极治疗，不久黄阿姨康复出院了。

春天还没过，小微博士仍戴着口罩走在路上，突然她被叫住，回头一看是黄阿姨，此时黄阿姨已经完全康复。小微博士说："黄阿姨，您恢复得怎么样？看您现在已经不戴口罩了，应该是已经好了吧。"黄阿姨拉住小微博士的手说："是啊，已经没事了，这还要多亏了你小微博士，你真是帮了我大忙了。"小微博士羞涩地笑了笑，说："我也没做什么，都是大家的功劳。看到您康复我也就放心了，那我去上班啦。" 黄阿姨目送小微博士背影，挥了挥手。小微博士虽然戴着口罩，也难掩喜悦："又是开心的一天啊。"

✍ 科学白话说

肺炎克雷伯菌：寄生于动物呼吸道或肠道，为条件病原菌，是引起人类肺炎的病原菌之一。对人、畜等具有高度的病原性，能使人畜发生肺炎、子宫炎、乳房炎及其他化脓性炎症，甚至发生败血症。肺炎克雷伯菌是呼吸道感染的重要病原体，通常会引起严重肺炎及多器官感染，包括尿路感染、脑膜炎、脓毒症、胆道感染。病原体通过污染呼吸器、雾化器或导管等各类管路进入体内，还有一部分定植菌易位。肺炎克雷伯菌是住院患者耐药机会性感染的常见病因。肺炎克雷伯菌对青霉素类药物具有天然耐药性，在过去的十年中，由于产生广谱β-内酰胺酶和碳青霉烯酶的耐多药菌株引起的医疗相关性感染越来越普遍，肺炎克雷伯菌已成为临床和公共卫生的主要威胁。与此同时，还出现了由"高毒力"肺炎克雷伯菌引起的严重社区获得性感染。种族和地域与高毒力肺炎克雷伯菌的定植和感染密切相关，亚裔、太平洋岛民及拉丁裔是高毒力肺炎克雷伯菌感染的多发人群。相比之下，男性比女性更易发生高毒力肺炎克雷伯菌感染。糖尿病是包括社区化脓性肝脓肿在内的多种感染性疾病的重要基础疾病，高糖环境导致机体免疫力受损，同时增强了高毒力肺炎克雷伯菌合成荚膜多糖的能力。

治疗：首选氨基糖苷类抗生素，如庆大霉素、卡那霉素、妥布霉素、丁胺卡那霉素，可肌注、静滴或管腔内用药。重症宜加用头孢菌素如头孢孟多、头孢西丁、头孢噻肟等。哌拉西林、美洛西林与氨基糖苷类、左氧氟沙星联用疗效亦佳。

耐药机制：肺炎克雷伯菌可通过多种机制对抗生素产生耐药，包括产内酰胺酶、易感外膜蛋白的丢失、靶点的改变、生物膜形成、外排泵、整合子。除临床滥用抗生素外，人们在日常生活中也会经常接触到多种非医用抗菌药物，包括肉类产品中的家禽接触抗生素导致病原体耐药性增加。近年来，碳青霉烯类抗生素在临床中的广泛应用，增加了肺炎克雷伯菌对碳青霉类的耐药性。肺炎克雷伯菌对碳青霉烯类抗生素耐药是导致院内感染患者死亡的独立危险因素。肺炎克雷伯菌对碳青霉烯类耐药的机制主要是产Ambler A类碳青霉烯酶（即KPC酶）、B类（金属酶NDM、VIM、IMP）和D类（OXA）。

12. 医院感染的主力军——鲍曼不动杆菌

"哇！下雪了！"小微博士跟平常一样吃完饭后到Ω实验室外散步，突然她发现迎来了今年的初雪。张慕慕教授这时也走了出来，"今年下雪这么早，那可有得冷了，今年冬天呼吸科的日子可不好过呀。"小微博士问道："今年冬天确实冷了些，可是为什么呼吸科的日子会不好过呢？"张慕慕教授推了推眼镜说道："自从2020年冬天新型冠状病毒暴发以后，很多人都感染过。今年入冬以后更是有接踵而来的支原体肺炎、甲型流感病毒、乙型流感病毒等，你说呼吸科的医务人员会轻松吗？"小微博士默默摇了摇头，在心里对他们表达了敬佩。

正说着，张慕慕教授就接到了电话，"喂，你好，ICU吗？好，我马上过来。"张慕慕教授挂了电话就往呼吸重症监护室跑去。看到张慕慕教授赶了过来，责任医生马上向她汇报病人的情况："患者79岁，男，因肺部重症感染入院，考虑肺栓塞，出现了呼吸衰竭的情况，一直在用呼吸机，这个患者是从R医院转院过来的。我们收治入院以后就一直在呼吸重症监护室，已经两天了。"张慕慕教授一边听一边思考，"79岁？有什么基础疾病吗？之前在R医院用什么药治疗过？呼吸机从住院开始就一直在用吗？""患者吸烟史30年，有慢性支气管炎，去年12月还因为感染新型冠状病毒住院了一个月，还有高血压和糖尿病。呼吸机从他在R医院住院就一直在用，在R医院用亚胺培南和头孢拉定治疗过后肺部感染情况本来已经出现好转，但三天前又严重了。"责任医生叹了口气。"那患者本身免疫力就很低下了，他现在很有可能合并某种病原菌引起的下呼吸道继发感染。你们评估一下他的身体状况，看能否支持人体遨游器进入体内，我去喊小微她们过来。"张慕慕教授火急火燎地跑出去了。

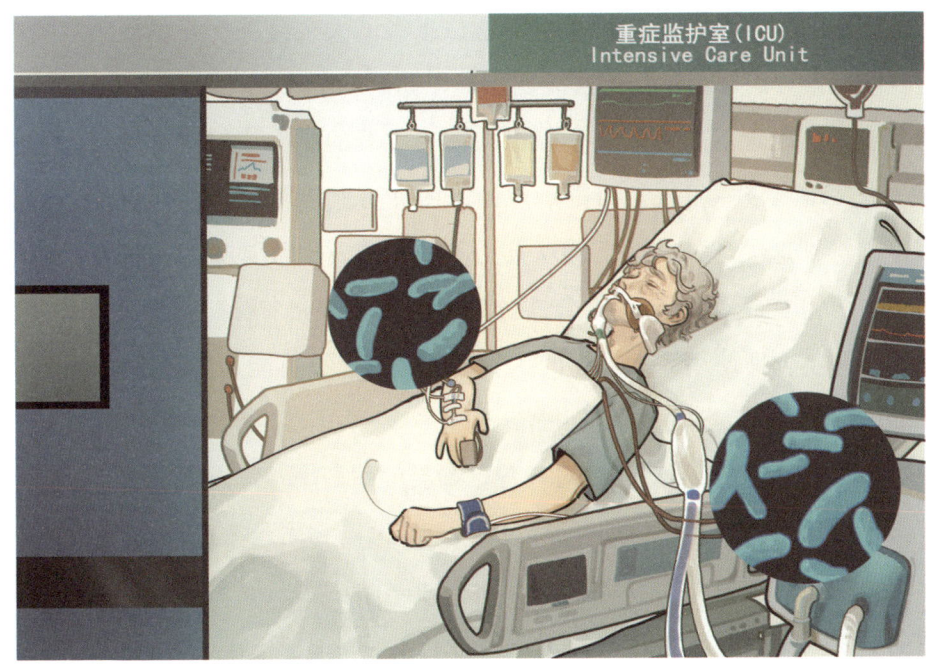

▲ ICU常见院内感染菌——鲍曼不动杆菌

张慕慕教授一走到Ω实验室内就看到小微博士和赵秋雨正在调试设备。小微博士看到张慕慕教授进来便抬起了头，"张教授，患者情况还好吗？我看到你那么着急就马上回来调试设备了。"张慕慕教授点了点头说道:"不是很好,而且在ICU里面,我们得把设备带过去,患者的情况根本不可能到Ω实验室里来。"张慕慕教授走到了缩小放大射线旁边,小微博士和赵秋雨已经在人体遨游器内准备就绪。一阵射线过后连同人体遨游器在内的胶囊运输船就被缩小成了胶囊大小,张慕慕教授马上拿着"胶囊"就朝ICU跑去。

在胶囊运输船顺利进入患者体内后,小微博士和赵秋雨二人直奔呼吸道而去,同时小微博士马上与身处Ω实验室的沈教授取得了联系。"小微,刚刚张慕慕教授跟我说了一下这位患者的大致情况,我也认为大概率是住院后某种病原菌引起的医院内感染。你们着重在下呼吸道多观察。"游走到支气管附近后,小微博士操纵人体遨游器的摄像头对准支气管仔细观察,在一堆痰液中发现了可疑病原菌,图片马上传回了Ω实验室内,沈教授仔细辨别这些球杆状菌,确认其为不动杆菌属中最常见的一种革兰阴性杆菌——鲍曼不动杆菌。"结合这位患者的既往病史来看,可能以前有过抗菌药物的不合理使用,他感染的鲍曼不动杆菌极有可能是个多重耐药菌株。林翎,你觉得呢?"沈教授长吁了一口气,转头望向了林翎。林翎点了点头说:"这几年来鲍曼不动杆菌对碳青霉烯类的耐药率逐渐上升,大部分不动杆菌属对除多黏菌素和替加环素外的所有抗菌药物耐药率已经达到38%以上,特别是对美罗培南和亚胺培南的耐药率已达70%以上。所以这位患者之前在R医院用亚胺培南治疗后没有好转的迹象。多黏菌素和替加环素都可以对鲍曼不动杆菌进行治疗,但多黏菌素的肾毒性较强,使用替加环素治疗可以有更好的疗效。"

张慕慕教授和沈教授互相点了点头,沈教授对小微博士说:"按林翎说的来,秋雨,接下来看你的发挥了!""小事一桩!"赵秋雨将替加环素装载到抗生素 B100 发射器内对准这些鲍曼不动杆菌不断发射。小微博士和赵秋雨解决完之后就回了 Ω 实验室，张慕慕教授还在向责任医生交代患者的情况。

好在两周后这位患者的情况逐渐好转，沈教授对这次医院内感染鲍曼不动杆菌很是重视，总结了几点经验：一是抗菌药物切记不能随便滥用；二是像住在 ICU 的患者免疫力都较为低下，医务人员更要注意手卫生和环境的消毒；三是 ICU 的患者侵入性操作较多，医生更要高度重视。沈教授将整理好的内容分别发给了附近几家医院，希望能够力所能及地帮到他们。

✍ 科学白话说

不动杆菌： 是一类革兰阴性杆菌，广泛分布于自然环境中，至少包含 70 余种菌种，但大多数属于非致病性环境菌株。其中，鲍曼不动杆菌是与人类关系最为密切的不动杆菌，常引起各种院内感染，包括呼吸机相关性肺炎、导管相关性血流感染、皮肤软组织感染和尿路感染，导致高发病率和高死亡率。❶❷

治疗： 鉴于严重的耐药性，鲍曼不动杆菌的抗感染选择极为有限，多种药物联合是临床医生常用的办法。新型抗菌药物亟待研发，同时，针对鲍曼不动杆菌的疫苗和噬菌体疗法等新方法新技术也在研发中，有望为临床鲍曼不动杆菌抗感染治疗提供新思路。

---

❶ 宋晓超，丁蔚，金美娟. 重症监护室与普通病房碳青霉烯类耐药鲍曼不动杆菌医院感染分布与耐药性分析 [J]. 中国消毒学杂志，2024，41（1）：33-37.

❷ 曾慧，孟庆兰，张莉，等. 新冠重症 ICU 一起疑似耐碳青霉烯类鲍氏不动杆菌医院感染暴发调查与现场处理 [J]. 中华医院感染学杂志，2023，33（23）：3669-3673.

耐药机制：越来越多的研究发现，ICU是鲍曼不动杆菌感染的重灾区。令人担忧的是，鲍曼不动杆菌的耐药形势尤为严峻，多重耐药、泛耐药甚至全耐药的菌株日益增多，其中，对碳青霉烯类抗生素耐药的鲍曼不动杆菌已成为全球性的公共卫生问题。❶ D类苯唑西林酶（包括OXA-23、OXA-24/40、OXA-58和OXA-143）的产生是鲍曼不动杆菌对碳青霉烯类抗生素耐药的主要机制，其中OXA-23最为常见。此外，外排泵的高表达、膜孔蛋白通透性改变、作用靶位改变等多种机制在鲍曼不动杆菌的耐药形成过程中起着一定的作用。❷

---

❶ WONG D，NIELSEN T B，BONOMO R A，et al. Clinical and Pathophysiological Overview of Acinetobacter Infections：a Century of Challenges [J]. Clin Microbiol Rev，2017，30（1）：409-447.

❷ SARSHAR M，BEHZADI P，SCRIBANO D，et al. Acinetobacter Baumannii：An Ancient Commensal with Weapons of a Pathogen [J]. Pathogens，2021，10（4）：387.

13. 健康人群也会"中招"的金黄色葡萄球菌

　　南方的冬日，失去了许多其他季节绚丽的颜色，也没有雪的点缀，显得有些黯淡。凛冽的寒风让路上的行人十分稀少，仅有的行人也都匆匆向他们的目的地赶去，以便尽快脱离刺骨的寒风。在这个难得清闲的下午，沈教授和张慕慕教授坐在办公室的落地窗前，欣赏着窗外的景色，一边喝茶，一边闲聊。

　　门突然被打开，打断了他们的交谈，小微博士跑了进来。小微博士咳嗽了一阵说道："外面也太冷了，还是这里面暖和！"张慕慕教授看向小微博士，想到近来甲流盛行，问道："你怎么咳嗽这么严重啊！不会是得了甲流吧？"小微博士摆了摆手，说道："已经做了检查了，放心吧，不是甲流，就是普通感冒。"沈教授感慨："最近患甲流的确实很多，发热门诊天天人满为患，我们还是要做好防护！"这时，办公室的门被敲响，进来的是一位医生，对张慕慕教授说道："张教授，我这边有个患者，想请您来看一下。"张慕慕教授马上站了起来，问起患者的情况。这位医生介绍起病情："患者男性，25岁，是一名运动员，五天前开始发热、咳嗽，就吃了退烧药和止咳药，但是在家休息了几天，症状不仅没有缓解，还出现了呼吸困难，就到我们这里来了。我给他做了检查，CT报告显示，病人肺部有大片实质性病变，由于病人目前的病情比较严重，做常规培养需要的时间比较长，想请您看一下患者能不能用人体遨游器，缩短检测和治疗的时间。"

张慕慕教授看向沈教授和小微博士，还没等她开口，小微博士就说道："看来又到了我们出场的时候啦，我去叫上秋雨和林翎一起去吧！"张慕慕教授和沈教授点点头，戴上口罩跟着那位医生一起走出办公室。

走到实验室门口就听到患者在咳嗽，还时不时擤鼻涕。张慕慕教授看了检查报告后就开始详细询问患者病史，评估患者体征，沈教授在一旁调试设备。张慕慕教授询问完，看到设备已经调试完毕，小微博士、赵秋雨和林翎也都已到场，并做好准备，便说道："患者体征平稳，人体遨游器进入体内不会对病情产生影响。"沈教授说道："我们也准备好了，那就开始吧！"

小微博士和赵秋雨进入包裹在胶囊运输船里的人体遨游器，通过缩小放大射线缩小后进入患者体内，沈教授、张慕慕教授和林翎坐在监视屏前观看病人体内的情况。在胶囊运输船溶解后，小微博士和赵秋雨驾驶人体遨游器进入支气管，看到大量痰液，沈教授通过语音系统说道："你们到近点的地方去看看痰液。"二人操控人体遨游器向痰液驶去，发现痰液上有许多球形的排列成葡萄串状的细菌，小微博士指向屏幕上的菌体，说道："快看，是金黄色葡萄球菌！"张慕慕教授说道："原来它才是罪魁祸首。秋雨，你用B100抗生素发射器向金黄色葡萄球菌发射几枚青霉素导弹。""收到。"赵秋雨按下发射按钮，数枚青霉素导弹精准地落在金黄色葡萄球菌上，然而，一段时间后，菌体仍没有发生任何变化。

"这应该是MRSA，也就是耐甲氧西林的金黄色葡萄球菌，它不仅对青霉素耐药，还对甲氧西林及与甲氧西林有相同结构的β-内酰胺类和头孢类抗生素耐药，对氨基糖苷类、大环内酯类、四环素类、氟喹诺酮类、磺胺类、利福平也都产生不同程度的耐药，但对万古霉素是敏感的。秋雨，你发射万古霉素导弹试试。"❶❷❸林翎说道。

赵秋雨将B100抗生素发射器换上万古霉素导弹，按下发射按钮，并说道："万古霉素导弹发射完毕。"很快，痰液上的金黄色葡萄球菌逐渐消失，小微博士向摄像头比了个剪刀手，欢呼："耶！成功啦！"赵秋雨呼了一口气，整个人放松下来，观看监视屏的众人也都相视而笑。沈教授说道："小微、秋雨，干得不错，你们准备一下，我接你们出来。"

小微博士和赵秋雨出来后，林翎向大家介绍："这个患者近期并没有去过医院或者其他医疗机构，所以这是一例社区获得性MRSA，也就是CA-MRSA，与医院获得性MRSA（HA-MRSA）相比，CA-MRSA感染主要发生在没有基础疾病的健康人群，包括学生、运动员等，更容易在社区内传播。"

随着持续的用药，患者的体温逐渐下降，其他症状也逐渐减轻。五天后的早上，张慕慕教授查房后给大家带来了好消息，患者已经可以出院了。治愈一个又一个急症或疑难杂症患者的成就感在大家的心里油然而生。

---

❶ REDZINIAK D E, DIDUCH D R, TURMAN K, et al. Methicillin Resistant Staphylococcus Aureus (MRSA) in the Athlete [J]. Int J Sports Med，2009，30：557-562.

❷ 王斌，史友权，司怡然，等. 耐甲氧西林金黄色葡萄球菌流行病学特征的研究进展 [J]. 大连医科大学学报，2013（2）.

❸ LI Y, TANG Y, QIAO Z, et al. Prevalence and Molecular Characteristics of Community-associated Methicillin-resistant Staphylococcus Aureus in the Respiratory Tracts of Chinese Adults with Community-acquired Pneumonia [J]. J Infect Public Health，2023，16（5）：713-718.

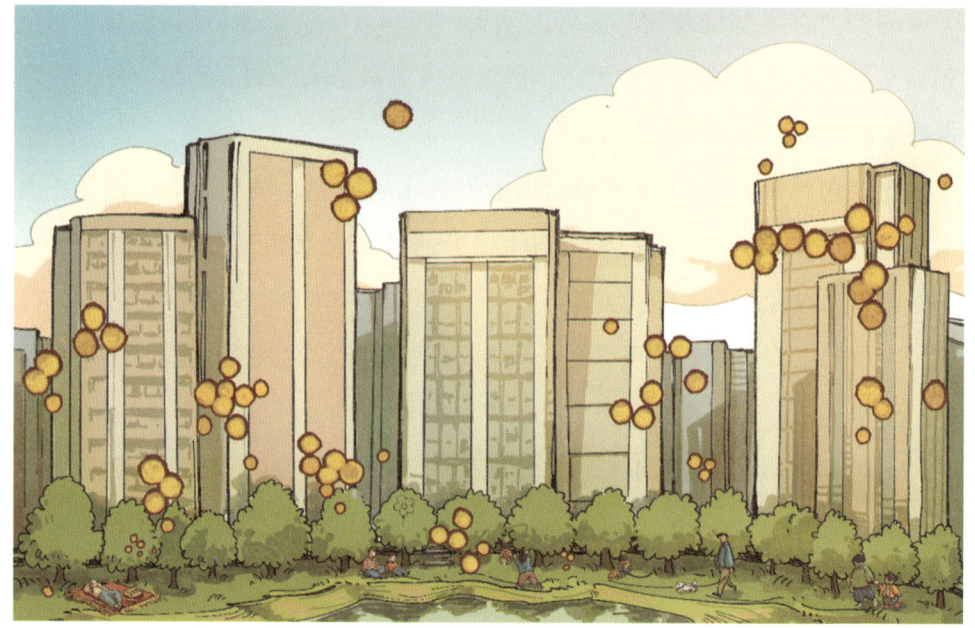

▲ 社区传播的金黄色葡萄球菌

📖 科学白话说

金黄色葡萄球菌：社区获得性耐甲氧西林金黄色葡萄球菌（CA-MRSA），是某些地区化脓性皮肤和软组织感染的主要病原菌。

治疗：万古霉素和达托霉素是治疗MRSA菌血症的一线药物，最新研究表明，与头孢洛林联用具有更好的治疗效果。

耐药机制：20世纪40年代，青霉素可以很好地治疗金黄色葡萄球菌引起的感染，但如今大部分菌株因为产青霉素酶而对青霉素耐药。甲氧西林可以克服青霉素酶的水解作用，但是也很快产生了耐药性，主要原因是金黄色葡萄球菌携带*SCCmec*基因簇，其中的*mecA*基因编码的低亲和力青霉素结合蛋白（PBP2a）取代了正常的 PBP，导致细菌对 β-内酰胺类抗生素产生耐药。金黄色葡萄球菌极少对万古霉素和达托霉素耐药。金黄色葡萄球菌可以从其他细菌（如肠球菌）获得 van 基因，这种基因可以对细胞壁成分进行化学修饰，导致结合位点与万古霉素的亲和力下降而产生耐药。多种基因的突变可影响细胞壁合成或导致细胞壁磷脂成分和细胞表面电荷发生改变，最终降低达托霉素的敏感性。❶❷

---

❶ MAHJABEEN F，SAHA U，MOSTAFA MN，et al. An Update on Treatment Options for Methicillin-resistant Staphylococcus Aureus（MRSA）Bacteremia：a Systematic Review [J]. Cureus，2022，14（11）：e31486.

❷ VENA A，CASTALDO N，MAGNASCO L，et al. Current and Emerging Drug Treatment Strategies to Tackle Invasive Community-associated Methicillin-resistant Staphylococcus Aureus（MRSA）Infection：What are the Challenges? [J] Expert Opin Pharmacother，2023，24（3）：331-346.

14. 多重耐药菌——屎肠球菌

　　时间从来不语，却悄悄一直向前。又是新的一周。Ω 实验室全体成员整整齐齐地坐在会议室进行周一晨会，和往常一样，沈教授率先发言："大家早上好，时间过得飞快，日复一日，年复一年，不知不觉年关将至。这一年我们一起闯过了很多难关，解决了各种各样的细菌病毒，想必大家一定和我一样，为能够帮助患者战胜病魔和挽救更多人的生命而感到骄傲与自豪，这一年大家都辛苦了。"沈教授话音刚落，突然一位值班医生走到沈教授耳边低语了几句，接着沈教授宣布今天的会议暂时到此，另选时间再开，因为 Ω 实验室转来了一位患者，情况不太好，需要相关医生马上会诊。会议就这样匆匆结束了，小微博士随张慕慕教授一起快速来到治疗室。

　　原来就在今天凌晨，有一位患者从其他医院转来 Ω 实验室，目前该患者情况比较复杂。"患者吴女士，大概一个月前因胰腺占位在当地医院胆胰外科进行'全麻下 3D 腹腔镜下胰头部分切除术+胰腺探查+胰腺修补+肠粘连松解术'。术后出现腹痛，伴间断发热，血培养检出屎肠球菌（K-B 法❶药敏结果：氨苄西林、青霉素耐药，高浓度氯霉素中介，利奈唑胺、替考拉宁、替

---

❶ 纸片扩散法（Kirby-Bauer test，简称 K-B 法）。

加环素、万古霉素敏感），当地医院予以抗感染（头孢哌酮他唑巴坦→头孢哌酮舒巴坦→亚胺培南西司他丁+替考拉宁）等治疗，好转后出院。10天前，吴女士无明显诱因四肢陆续出现红斑，进行性增多，伴间断发热，体温最高38.7℃，可自行恢复正常，周身关节疼痛明显，到当地医院住院治疗。当地医院根据检查结果：白细胞计数（WBC）、超敏C反应蛋白（h-CRP）和红细胞沉降率（ESR）皆是异常值，但抗环瓜氨酸肽抗体、类风湿因子、血培养未见异常，遂继续予以抗感染（哌拉西林他唑巴坦+替考拉宁）、间断小剂量糖皮质激素及对症支持等治疗5天，无明显好转，于今日凌晨以'发热'转入Ω实验室。患者平素身体健康，否认有特殊疾病史，否认食物及药物过敏史。"会诊医生快速了解了患者的病历，主治医生又立刻汇报了患者转来Ω实验室后的入院体检情况："患者体温、心率、呼吸频率和血压都正常，神志清楚，步入病房，自动体位，营养中等，查体合作；双下肢多发红斑，局部皮温增高、红肿、有波动感，皮疹无破溃。感染相关指标异常升高，结合磁共振：双膝关节改变，双膝髌上囊、髌下滲囊、腘肌滑囊、腓肠肌内外侧滑囊及关节腔积液伴脓肿形成和双膝皮下软组织水肿明显的结果，临床初步诊断：感染性发热，皮肤软组织感染，关节脓肿，胰腺浆液性囊腺瘤术后。"

"从患者目前的情况来看，首先得再次确认感染的病原体，再根据耐药情况制定治疗方案。"张慕慕教授斩钉截铁地说。大家不容置疑地点点头。

"事不宜迟，马上行动吧，调试人体遨游器。"沈教授也是妥妥的行动派，他的理念一直是："尽全力为患者争取每一分每一秒治疗时间。"

于是，大家立马分工行动起来，小微博士和赵秋雨前往设备室准备胶囊运输船和人体遨游器的调试工作，不知不觉她俩已成了老搭档；林翊前往实验室准备耐药试验的相关准备；沈教授和张慕慕教授则负责随时观察患者的情况，及时查看并分析显示屏上接收到的信息。

很快一切准备就绪，赵秋雨和小微博士坐进包裹在胶囊运输船里的人体遨游器，沈教授用缩小射线照射胶囊运输船，胶囊运输船立马变成胶囊大小，患者服下胶囊后，赵秋雨和小微博士顺利进入患者体内，随着胶囊运输船被溶解，赵秋雨打开了人体遨游器上的前后大灯和夜视系统，外面的张慕慕教授也打开语音系统成功和人体遨游器的两人联系上："秋雨，小微，你俩首先去血液里看看。""收到，慕慕教授。"赵秋雨自信欢快地回答道，然后驾驶人体遨游器直接来到血管里。

正如张慕慕教授所料，不一会儿，小微博士就通过透视放大镜在血液里发现了大量病原菌，她凭借着自己丰富的知识和经验很快判定是屎肠球菌，并第一时间通过语音系统把里面的情况反馈给了外面的人。收到反馈信息的张慕慕教授和沈教授通过查阅资料并结合患者的临床症状，确定为屎肠球菌引起的血流感染。随后张慕慕教授让小微博士和赵秋雨到泌尿生殖系统看看是否存在尿路感染，于是赵秋雨操纵人体遨游器前往目的地，所幸在泌尿生殖系统并没有发现屎肠球菌，然后她俩继续对患者的腹腔、盆腔、心脏内膜等屎肠球菌可能感染的部位进行了全面检查，最后在患者腹腔里也发现部分屎肠球菌，其他部位暂时没有发现异常菌。

"屎肠球菌是极易对多种抗菌药物耐药的机会致病菌，在采集患者血液标本前最好不要使用抗生素，所以你俩可以出来了。"张慕慕教授通过语音系统告诉人体遨游器上的两人。于是赵秋雨和小微博士开始"返程"，并顺利回到人体外。接着临床主治医生留取了患者的血液标本，并对其进行了双侧踝关节、左腕关节、左膝左肘切排和穿刺排脓，小微博士用透视放大镜仔细观察脓液,在脓液里也找到了屎肠球菌。"屎肠球菌引起的血流感染、关节感染及腹腔感染,在耐药结果出来之前,先对患者使用头孢哌酮他唑巴坦联合替考拉宁抗生素治疗,后续治疗根据耐药试验结果再做调整。"张慕慕教授补充道。接下来就是林翊最擅长的部分了,他将利用自己最先研究的技术,对患者吴女士的标本开展血培养和药物敏感试验。

经过三日的治疗,患者吴女士感染相关指标仍然是异常升高水平,持续低热,周身关节(主要为膝关节、肘关节、踝关节)疼痛难忍。好在这时,林翊从血培养中成功分离出屎肠球菌(药敏结果:氨苄西林、高浓度氯霉素、青霉素耐药,利奈唑胺、替考拉宁、呋喃妥因、达托霉素、万古霉素敏感),他建议增加替考拉宁的给药剂量。增加替考拉宁剂量治疗三日后,小微博士再用透视放大镜观察患者脓液的时候,在脓液里已经没有屎肠球菌了。又过了两日,张慕慕教授查房的时候,发现吴女士仍发热,感染相关指标较前有所降低,考虑到已经增加替考拉宁的给药剂量仍无法达到有效治疗窗,张慕慕教授与林翊商量后决定停用替考拉宁,换用万古霉素。换用万古霉素治疗后,张慕慕教授准时第三日来看治疗效果,可吴女士仍持续低热,右膝还新发感染灶,感染相关指标又呈上升趋势。张慕慕教授立马嘱咐护士采集血液标本,让林翊再做一次耐药试验。等林翊耐药试验结果出来已是三日之后,药敏结果提示:出现了万古霉素耐药,但利奈唑胺、替考拉宁、呋喃妥因、达托霉素仍敏感。于是当日张慕慕教授就让停用万古霉素,换用利奈唑胺,并嘱咐林翊用药三日后查血药谷浓度。

时间来到换用利奈唑胺治疗的三日后,这日张慕慕教授一早就来查房,发现吴女士体温已正常,全身肌肉无酸痛,伤口愈合良好,感染相关指标正常,利奈唑胺谷浓度也在正常范围,张慕慕教授悬着的心终于放下了。又继续利奈唑胺治疗三日后，吴女士伤口愈合良好，可步行活动，复查感染相关指标正常，已经可以出院了。出院时，张慕慕教授叮嘱吴女士出院后继续按时按量口服利奈唑胺片，每半月回来复查血常规及血药浓度，如有不适随时来复诊。吴女士十分感激地说道："谢谢你们，人们都说医生是白衣天使，是的，你们就是上帝派来拯救患者的天使。"张慕慕教授则微笑着回答："这是我们的工作，拯救患者就是我们的责任。"至此，一场 Ω 实验室与多重耐药菌屎肠球菌之间的战斗终于落下帷幕。

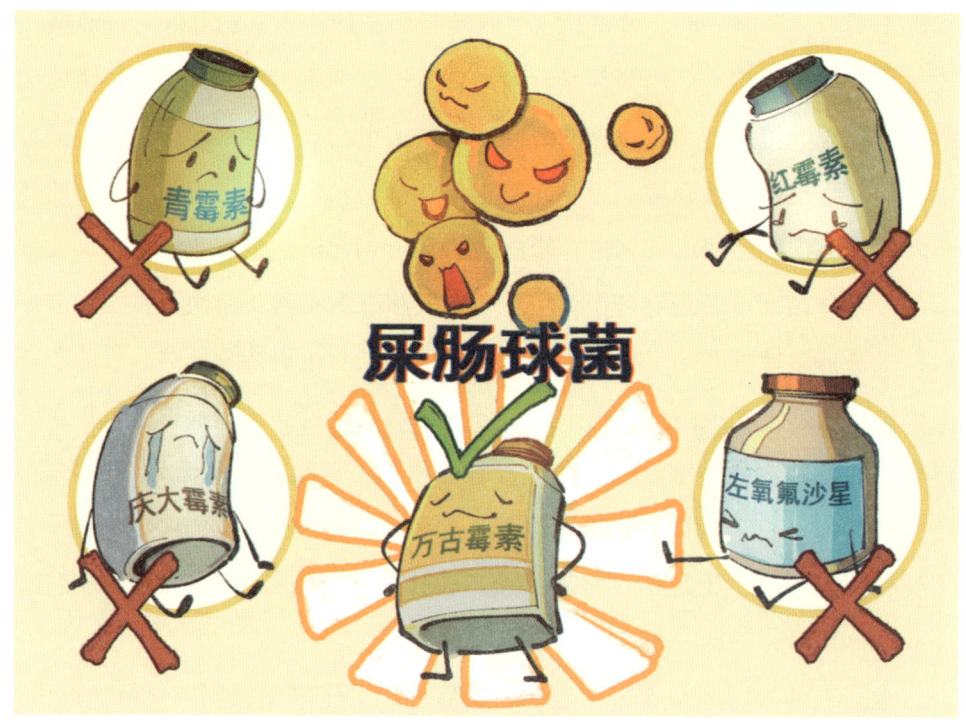

▲ 多重耐药的屎肠球菌

科学白话说

肠球菌属： 为革兰阳性球菌，能广泛存在于大自然中及人体内。肠球菌属是一种机会致病菌，能够引起严重腹腔感染、尿路感染及血流感染等。❶

治疗： 对于敏感菌株，青霉素和氨苄西林是治疗非过敏性患者除心内膜炎外的肠球菌感染的首选药物，这些药物与链霉素或庆大霉素联合使用可有效提高心内膜炎等复杂感染疾病的治疗效果。对于青霉素过敏患者或耐药菌株，可选用万古霉素、利奈唑胺和达托霉素等。呋喃妥因可用于治疗肠球菌引起的尿路感染。

耐药机制： 肠球菌的细胞壁厚且细胞壁成分与药物的亲和力低，导致该菌对头孢菌素类、克林霉素、复方新诺明、治疗浓度的氨基糖苷类等天然耐药。肠球菌基因组具有高度可塑性，易通过药物靶点的突变或者获得外源性耐药基因而对多种抗菌药物（如青霉素、红霉素、四环素、氯霉素、利奈唑胺和万古霉素等）耐药。❷❸

---

❶ 丁丽，吴旸，李培，等.肠球菌属生物膜表型和基因型相关性分析[J].中国感染与化疗杂志，2020，20（2）：157-162.

❷ GILMORE M S, CLEWELL D B, IKE Y, et al. Enterococcin：from Commensal to Leading Causes of Drug Resistant Infection [Internet] [J]. Boston：Massachusetts Eye and Ear Infirmary，2014.

❸ GARCÍA-SOLACHE M，RICE LB. The Enterococcus：a Model of Adaptability to Its Environment [J]. Clin Microbiol Rev，2019，32（2）：e00058-18.

增强免疫力,
感染病菌不怕不怕啦

15. 流感嗜血杆菌引起的
慢性阻塞性肺炎加重

一转眼，随着一场场秋雨的到来，冬天的寒风也慢慢降临了。这天，小微博士到了 Ω 实验室，放好东西后便泡了杯热茶准备暖暖身子开始今天的实验工作。刚换上白大褂，戴上隔离帽和口罩正准备进 Ω 实验室，却看见一位同事拿着电话四处张望着疾走出来。看见小微博士，她眼睛大亮，对着电话说道："罗医生，我看见小微博士了，我这就将电话交给她！"小微博士接过电话，电话那头儿，罗医生沉着但快速地说道："我这边刚刚来了个疑似慢性阻塞性肺疾病的中年男性患者，而且看着已经有恶化的趋势，小微博士，你快叫上沈教授、赵秋雨、林翎、张慕慕教授一起来看看。"小微博士满口答应。对于患者来说时间就是生命，小微博士将电话交给同事后，便立马拨通赵秋雨的电话，请赵秋雨先帮忙将人体遨游器准备好。

到了急诊室，便看见罗医生和小丽护士等人围在一张病床前，旁边一个年轻女子焦急地站着，头发凌乱，一看便是着急赶来的。小微博士走近后，看见中年男子似乎是很怕冷，衣服穿得很多，正呼哧呼哧地喘着气，喘气声中还带着"呼噜呼噜"的声响，听着似有许多痰，时不时张开嘴咳嗽着，露出黄中带黑的牙齿，咳嗽声中还带着痰鸣。罗医生余光看到小微博士来了，便起身说起中年男子的情况："这男子姓张，今年56岁，有29年吸烟史，体温 38.5℃。之前确诊过慢性阻塞性肺疾病，经过治疗后，症状有所缓解，从前日开始病情加重，咳嗽和咳痰症状加重，呼吸更加困难，近两日食欲下降。经过询问，家中近期有两人出现发热和咽喉疼痛症状。目前看着像是慢性阻塞性肺疾病的急性加重期，而引起这种情况的往往都是因为感染了细菌，所以小微博士这次请你来，是想用人体遨游器尽快确诊患者这次发病的原因，尽早治疗。"小微博士看了一眼患者女儿着急的眼神，点点头说："没问题，人体遨游器我已经让人去准备了，我打个电话看看准备情况，先把患者移到治疗室吧。"

在一切准备就绪后，小微博士和赵秋雨便坐进了包裹在胶囊运输船里的人体遨游器，启动了缩小放大射线后，胶囊大小的运输船便由护士送到了患者的口中。随着胶囊运输船的溶解，人体遨游器逐渐显现了出来，小微博士和赵秋雨的视线也渐渐清晰了起来。现在她们正处于患者的咽喉部，患者的扁桃体已经肿大，上面遍布着黄色的脓痰。小微博士继续驾驶着人体遨游器向气道驶去。通过喉部进入气道后，小微博士的眉头便一皱，本来应当相对宽敞的气道如今却变窄了。小微博士停在一处仔细观察，发现许多中性粒细胞覆盖并浸润着气管，其间，还散落着一些淋巴细胞和吞噬细胞，眼尖的小微博士看见在众多细胞中还隐隐有细菌的存在。小微博士忙打开透视放大镜，只见该细菌呈球拍状，没有鞭毛，没有荚膜。小微博士转换视角，又观察了几个视角后，并没有发现该菌的芽孢。小微博士仔细想了一下目前所知的该菌特征，发现并不能直接推测出菌种。小微博士想了想，回想起曾经看到的文献，里面曾写道：在慢性阻塞性肺疾病患者中检测到的最常见微生物为流感嗜血杆菌、肺炎链球菌和卡他莫拉菌，其中流感嗜血杆菌约占慢性阻塞性肺疾病患者气道中所有分离物的一半。❶小微博士看着眼前经过放大显现出来的菌体形状——球拍状，脑中灵光一闪，在流感嗜血杆菌、肺炎链球菌和卡他莫拉菌三种菌中，只有流感嗜血杆菌在感染早期病灶中会呈球拍状，肺炎链球菌和卡他莫拉菌则分别呈矛头状和咖啡豆状，难道患者这次感染的便是流感嗜血杆菌？小微博士此时并不能十分肯定，只是让赵秋雨对该部分取样，准备到实验室做进一步检测。取完样后，小微博士两人依旧向前缓慢驶去，在进入肺泡中时，小微博士发现患者的肺泡也存在着炎性细胞浸润的情况，有些肺泡甚至在疾病的影响下遭到了破坏，这情形便印证了患者罹患慢性阻塞性肺疾病这一事实。小微博士缓缓退出肺部，顺着气道再次回到咽部，却没有着急退出患者的身体，而是继续向上，缓缓朝着鼻咽部而去，心想："若真是流感嗜血杆菌感染，那在鼻咽部肯定也有菌群的分布，得再去看看。"果不其然，在鼻咽部也存在许多类似的细菌。

　　从人体遨游器出来后，小微博士便和团队成员讨论了起来，沈教授说："我怀疑是流感嗜血杆菌，小微，你说呢？"小微博士点点头，说道："我也是这么怀疑的，但是确证还得再去实验室检测。"

　　培养后，发现确为流感嗜血杆菌。当将流感嗜血杆菌和金黄色葡萄球菌共同培养于血琼脂培养时，出现了金黄色葡萄球菌周围的流感嗜血杆菌菌落较大，而远离者较小的典型"卫星现象"。沈教授看着试验结果点点头，说道："流感嗜血杆菌可分为荚膜菌株和无荚膜菌株，而有荚膜菌株根据荚膜多糖抗原的不同，可分为a、b、c、d、e、f六个血清型，其中b型则

---

❶ FINNEY LJ，RITCHIE A，POLLARD E，et al. Lower Airway Colonization and Inflammatory Response in COPD：a Focus on Haemophilus Influenzae [J]. Int J Chron Obstruct Pulmon Dis，2014，9：1119-1132.

常常会引起侵袭性感染，而无荚膜菌株又称为不可分型流感嗜血杆菌。这个患者便是感染了不可分型流感嗜血杆菌。"小微博士摸了摸鼻子："不可分型流感嗜血杆菌是成人下呼吸道感染最重要的病原体，同时也是一种机会致病菌[1]，这种病菌常位于上呼吸道鼻咽部，当感染者体内的平衡被打破时便会引起疾病。而患者家人的感冒便有可能成为打破平衡的原因。我们现在已经知道了原因，接下来便是决定用药治疗的方法了。林翎对耐药机制方面比较熟悉，你有什么看法。"林翎扶了扶眼镜，说道："流感嗜血杆菌对氨苄西林、氯霉素普遍耐药。而由于流感嗜血杆菌普遍会产生β-内酰胺酶，而β-内酰胺酶是一种能够水解β-内酰胺类抗生素的酶，是细菌产生耐药性的主要机制之一。β-内酰胺酶类抗菌药物包括青霉素类及衍生物，还有头孢菌素类等，流感嗜血杆菌普遍对氨苄青霉素耐药，而对其他β-内酰胺类抗菌药物的敏感性较高——其中第二、三代头孢可作为临床治疗流感嗜血杆菌的首选药物。非β-内酰胺酶类抗菌药物如四环素、氯霉素和复方新诺明已经不作为一线用药，并且耐药率也逐渐上升。"小微博士点点头，拿起了电话，说道："那我给罗医生打个电话，告知我们Ω实验室这边的结果。"

几天后，患者的病情得到了控制。出院时，患者和他的女儿特意到Ω实验室向医务人员鞠躬感谢："多亏了你们及时的检验，我才能治愈得如此之快，这几天麻烦你们了。"小微博士和沈教授忙搀扶起患者，连连摆手。

---

[1] 杨帆，方长香. 流感嗜血杆菌的耐药性及耐药机制 [J]. 检验医学与临床，2012，9（24）：3129-3132.

📖 科学白话说

流感嗜血杆菌：是一种没有运动力的革兰阴性杆菌。1892年由费佛博士在流行性感冒的瘟疫中发现。根据其荚膜多糖结构分为六种类型（a~f），其他菌株没有荚膜，被归类为非包封或不可分型流感嗜血杆菌（NTHi）。毒性最高的血清型是b型流感嗜血杆菌（Hib），其荚膜由聚核糖基核糖醇磷酸酯（PRP）组成，是主要的毒力决定因素。❶ 由流感嗜血杆菌自然产生的疾病只会在人类出现。在婴儿及孩童中，乙型流感嗜血杆菌会引致菌血病症及急性细菌性脑膜炎。它偶尔还会引致蜂窝织炎、骨髓炎及关节感染。从1990年开始，美国使用HiB结合型疫苗后，HiB病症的患病率减少至每十万名儿童只有1.3名儿童感染。但是，HiB仍然是发展中国家导致婴儿及儿童下呼吸道疾病的主因。

治疗：接种HiB结合型疫苗是一种有效的预防方法，其中几种疫苗已被广为使用。除预防之外，治疗主要是病因治疗。流感嗜血杆菌对磺胺、青霉素、链霉素、四环素、氨苄青霉素和氯霉素均敏感，对b型荚膜流感杆菌的急性感染，尤其是脑膜炎、会厌炎，过去均以氨苄青霉素为首选，有的国家报告耐氨苄青霉素的菌株逐年增加，故有人以氯霉素为首选。

耐药机制：流感嗜血杆菌中最常见的抗生素耐药性是对氨苄西林或阿莫西林的耐药性。对氨苄青霉素的耐药性通常是TEM-1 β-内酰胺酶的结果，在某些情况下，还有ROB-1酶。除了产生β-内酰胺酶外，一些流感嗜血杆菌由

---

❶ MEATS E，FEIL E J，STRINGER S，et al. Characterization of Encapsulated and Noncapsulated Haemophilus Influenzae and Determination of Phylogenetic Relationships by Multilocus Sequence Typing [J]. J Clin Microbiol，2003，41：1623-1636.

于其青霉素结合蛋白的变化而对氨苄西林具有耐药性，导致 β- 内酰胺类抗生素的结合减少。❶❷

---

❶ WILLIAMS J D, KATTAN S, CAVANAGH P. Penicillinase Production in Haemphilus Influenzae [J]. Lancet, 1974, 2：103.

❷ RUBIN L G, MEDEIROS A A, YOLKEN R H, et al. Ampicillin Treatment Failure of Apparently Beta-lactamase-negative Haemophilus Influenzae Type B Meningitis Due to Novel Beta-lactamase [J]. Lancet, 1981, 2：1008-1010.

16. 新的尝试——铜绿假单胞菌

连着过了几天忙碌的日子,大家今天难得有空休息调整一下。小微博士和赵秋雨正与张慕慕教授一起坐在池塘边的椅子上时不时闲聊几句,时不时讨论最近对微生物的耐药机制又有了什么新的进展。忙碌惯了的张慕慕教授这会儿却闲不下来了,"小微,秋雨,要不要跟我一起去查房看看患者的情况?前段时间把重心都放在急诊患者身上了。"小微博士说道:"好呀好呀,正好我多了解一些临床的情况。"赵秋雨这会儿已经转身向 Ω 实验室走去,"我就不去了,我还是去给我的宝贝们保养保养!"

这会儿刚好赶上大部队在查房,张慕慕教授和小微博士就安静地跟在队伍后面。张慕慕教授时不时提出一些治疗方案,询问患者的常规情况,小微博士默默地记录在了自己的小本子上。走到下一个病房时,张慕慕教授走到了队伍的最前面,向患者询问情况,"唐伯呀,最近感觉怎么样?前段时间太忙了都没来看你,我看看你的脚怎么样了。"张慕慕教授将被子掀开,小微博士这时也看见了:唐伯的脚是很典型的糖尿病足,趾端出现坏疽,足跟和跖趾关节受压部位出现了溃疡。责任医生也正向张慕慕教授汇报情况:"唐伯的双脚前天又开始出现局部溃疡,有的创面已经深度感染,考虑有可能为铜绿假单胞菌感染,已经采集深部感染的分泌物送去做培养了,但结果还没出来。"❶❷❸张慕慕教授眉头皱了起来,"小微,沈教授的透视放大镜呢?"小微博士这时已经往 Ω 实验室的方向跑去,"我这就去拿,顺便看看沈教授在不在!"

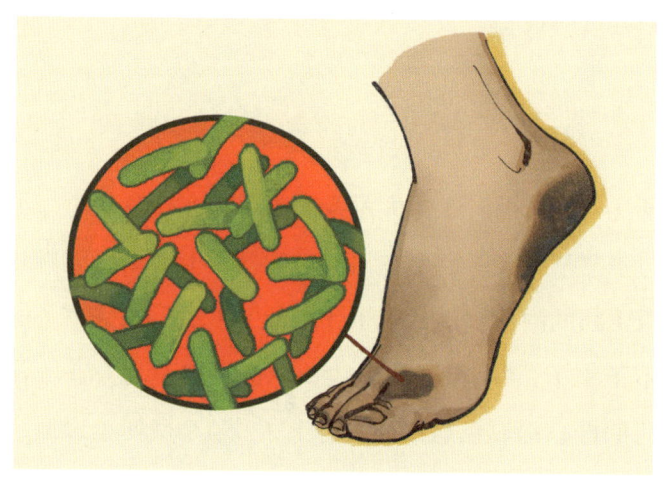

▲ 铜绿假单胞菌引起糖尿病足感染

到达 Ω 实验室后正巧沈教授在和赵秋雨讨论透视放大镜如何进一步改良,"沈教授!正好我有个问题想问您,这个透视放大镜有没有可能在人体外使用呢?"沈教授思索了一番,"就目前的使用情况来看,可能不太现实。之前每次都是你和秋雨一起乘坐人体遨游器到达病人体内,再用透视放大镜来

---

❶ 沈亚萍,项家丽,王淑敏,等.糖尿病足溃疡中铜绿假单胞菌感染的药敏与预后分析[J].世界临床药物,2018,39(9):597-601.

❷ 曹云玲,孙爱东,井庆平.糖尿病足溃疡患者感染铜绿假单胞菌的相关因素及药敏分析[J].宁夏医科大学学报,2022,44(2):162-166.

❸ 徐俊,朱晓晴,李梦君,等.糖尿病足创面感染铜绿假单胞菌的耐药性及其毒力基因分析[J].中国临床新医学,2019,12(12):1267-1271.

观察病原菌。不过你可以先试试看，正好给我们一些意见看能不能进一步改进！"沈教授、小微博士和赵秋雨三人带着人体遨游器和透视放大镜来到了唐伯身边，沈教授一下就明白了张慕慕教授是想借助这些设备尽快确认唐伯的脚为哪种病原菌感染，就对张慕慕教授说："张教授，以往都是让小微和秋雨她们坐在人体遨游器内进入病人体内寻找病原菌，但是如果想确认唐伯的脚是哪种病原菌感染，就需要在他双脚感染的部位寻找啊。"张慕慕教授说道："我明白，所以我想问问您有没有可能咱们直接用透视放大镜来观察，让小微试试看吧！"沈教授点了点头，小微博士用透视放大镜在唐伯的双脚感染部位看了又看，任何发现都没有。小微博士认真思考片刻提出了一个大胆的想法，"其实我们要确定唐伯的脚感染的是哪一种病原菌，只要在分泌物中寻找就可以了，这和我们采集分泌物在平板上进行培养是一样的。秋雨你觉得我这个想法可行吗？"赵秋雨扶了下眼镜说道："理论上来说是完全没问题的，我们还是坐在人体遨游器里，用放大缩小射线将我们缩小然后直接放进提前采集好的分泌物中就OK了。走吧，试试呗！"

这次和以往不同的是，人体遨游器并没有包裹在胶囊运输船中，在一阵强光过后，沈教授拿起已经被缩小的人体遨游器直接放进了用无菌容器装好的分泌物中。"我的天呀，这跟坐过山车一样！我们是不是被扔进来的！"小微博士吓得一下抓紧了把手，对着赵秋雨说道。赵秋雨这时已经驾驶着人体遨游器开始游走了，"淡定一点，不过在这里和在患者体内可真不一样，这分泌物还黏糊糊的，真不好开！"好在小微博士和赵秋雨的大胆猜想是正确的，小微博士通过透视放大镜在分泌物中确实观察到了铜绿假单胞菌：这是短小的杆状菌，成对或成短链排列，有1~3根鞭毛，运动活泼，还能形成荚膜。小微博士从人体遨游器出来后说："张教授，确实是铜绿假单胞菌感染。但是铜绿假单胞菌现在的耐药性非常强,近几年因为抗生素的不规范使用,大部分都对头孢类抗生素产生了极高的耐药性。"沈教授补充道:"铜绿假单胞菌的耐药形势确实较为严峻。并且像唐伯这种糖尿病患者长期高血糖,自身清除细菌的能力也有所下降,并且糖尿病足感染患者病程较长,感染部位较深,使用抗生素的时间一般也很长,导致这些如铜绿假单胞菌在内的机会致病菌成为创面的主要致病菌,并且往往存在多重抗生素耐药。还是去跟林翎再沟通一下,看看到底给唐伯用哪一类抗生素比较好。"

林翎接到沈教授的电话后马上对分泌物进行了耐药机制的检测:这一铜绿假单胞菌对头孢他啶、头孢吡肟、哌拉西林的耐药率较高,对左氧氟沙星耐药率较低,这可能是因为头孢吡肟是第四代半合成头孢菌素之一,其通过对细菌的细胞壁合成及代谢的干预,能够在患者体内产生抗菌作用,且其活性较高,对铜绿假单胞菌的抗菌效果类似头孢他啶。而左氧氟沙星是喹诺酮类药物中的一种,也具有广谱抗菌作用,但该药的不良反应会随剂量的增加而增加。在与沈教授讨论后决定可以用亚胺培南联合西司他丁治疗。❷

唐伯得到了及时且合理的抗生素治疗,双脚感染的情况好了许多。但像唐伯这样长期高血糖的患者很多都产生了糖尿病足溃疡的并发症,许多没有得到及时治疗而增大了截肢的风险。张慕慕教授将这次对铜绿假单胞菌耐药的结果发给了Ω实验室附近的几家医院,希望能够对他们治疗糖尿病足的患者有所帮助。

---

❶ 王雪玉,田芳英,赵明.全球铜绿假单胞菌医院感染暴发事件的流行特征与应对策略[J].中国感染控制杂志,2022,21(12):1171-1178.

❷ 王键,黄冬梅,王延璞,等.抗菌药物对糖尿病足创面感染铜绿假单胞菌毒素基因表达水平的影响[J].中华医院感染学杂志,2021,31(14):2090-2094.

科学白话说

铜绿假单胞菌：为直或微弯的杆菌，不呈螺旋状。严格需氧菌，没有菌柄也没有鞘，不产芽孢，革兰阴性。以单极毛或数根极毛运动，罕见不运动者。有的种还具短波长的侧毛。

治疗：针对铜绿假单胞菌常见的抗生素包括氨基糖苷类药物、β-内酰胺类药物、喹诺酮类药物等。治疗的具体选择会根据感染的严重程度、患者的免疫状况和耐药性情况而有所不同。由于铜绿假单胞菌往往具有多重耐药性，针对碳青霉烯类耐药或难治性铜绿假单胞菌感染，美国传染病学会（Infectious Diseases Society of America，IDSA）推荐可用多肽类、新型酶抑制剂类、氨基糖苷类，或新型酶抑制剂类联合氨曲南。

耐药机制：常见导致铜绿假单胞菌产生耐药的机制主要有：①产生β-内酰胺酶，水解对应种类的抗生素；②膜孔蛋白缺失或表达降低，可使原本通过该孔道进入细胞内的抗生素无法通过；③外排泵表达增加，可将抗生素从细胞内排出，从而降低药物的浓度；④生物膜形成，这是一层黏性的保护层，可以保护细菌免受抗生素的影响。[1]

---

[1] TAMMA P D, AITKEN S L, BONOMO R A, et al. Infectious Diseases Society of America 2022 Guidance on the Treatment of Extended-Spectrum β-lactamase Producing Enterobacterales（ESBL-E）, Carbapenem-Resistant Enterobacterales（CRE）, and Pseudomonas aeruginosa with Difficult-to-Treat Resistance（DTR-P. aeruginosa）[J]. Clin Infect Dis，2022，75（2）：187-212.

17. 免疫力低下的感染常客——诺卡菌

凌晨时分，当别人正美梦洒落枕畔时，Ω实验室却仍旧灯火通明。深冬的夜晚，黑夜漫长且冰凉，突然，一阵急促的鸣笛声打破了夜的宁静。很快，这个哇鸣声戛然而止，救护车停在了Ω实验室大门口，急诊室值班的护士立马接下患者，迅速推入治疗室。值班医生赶紧上前查看患者情况，小微博士和张慕慕教授也紧随其后。

原来10来分钟前Ω实验室接到A市人民医院的电话，有一位患者需要马上转来Ω实验室。今天是赵秋雨值夜班，接到电话后，她立马告诉了张慕慕教授今夜有紧急情况，很快住在附近的张慕慕教授和小微博士都赶来了。

通过急诊医生初步的体格检查，发现患者：神志淡漠，颈软，无抵抗；双肺呼吸音粗，未闻及干湿啰音；左前臂、背部分别可见皮肤红肿，局部皮温增高，皮色暗红，局部皮肤破溃，有渗液，触痛明显。

小微博士试着和患者沟通："大叔，你现在感觉怎么样？"患者可能身体难受，态度有些冷淡，很明显没有交流的意愿。

"之前A市人民医院来电话说这位患者持续高热不退，还未查出病因，给药治疗不见好转。"一旁的赵秋雨说道。听到此话，张慕慕教授从护士手中快速拿过患者在A市人民医院的病历。

原来患者今年54岁，姓李，确诊白血病已12年，10天前在家中无明显诱因下发热，最高体温40.0℃，并伴畏寒、寒战、咳嗽、咳痰等症状，所以前往医院就诊，当地医院予依替米星、莫匹罗星软膏治疗（具体剂量不详）治疗3天，体温高峰下降不明显，所以转来Ω实验室就诊。快速看完患者的病历后，张慕慕教授神情凝重地说："患者的情况比较复杂，自身基础病导致免疫力低下，不明原因高热不退，我们需要尽快找到病因，对症下药。"

"秋雨，要麻烦你帮忙取一下透视放大镜，我想看看患者左前臂皮肤破溃部位，也许会有一些发现。"张慕慕教授话音刚落，小微博士就对赵秋雨说道。

"好的，我马上取过来。"赵秋雨说着向旁边设备室走去，她取来透视放大镜后，小微博士拿着透视放大镜开始观察起来。很快小微博士在一处皮肤溃烂处停住了，认真仔细地打量着，通过透视放大镜可以清楚地看到一种形态类似放线菌属的细菌，菌体成串珠状排列，可见细长、弯曲有分支的菌丝，但菌丝末端不膨大。"诺卡菌，原来是这家伙在捣蛋。"小微博士似乎已经找到问题所在。

"这是什么菌？我脑海中的'菌库'查无此物！"赵秋雨纳闷地说道。

"诺卡菌是一种菌体呈分枝状或串珠状细密排列的革兰阳性需氧杆菌，比较罕见，国内很少出现诺卡菌病例，我在国外的时候接触过几次，做过一些相关的研究。"小微博士解说道，仿佛关于病原微生物的知识她无所不知，接着小微博士在患者背部也发现了少许诺卡菌。

"小微、秋雨，你俩准备一下，用人体遨游器再查探一下患者体内的情况，我联系沈教授探讨一下治疗方案。"

很快设备调试就绪，小微博士和赵秋雨坐在人体遨游器中完成设备初始化后，胶囊运输船在缩小放大射线的照射下变为胶囊大小，护士将胶囊给患者服下，小微博士和赵秋雨乘着胶囊运输船顺利进入患者体内。胶囊运输船溶解后，人体遨游器上摄像头的打开，从显示屏上可以看到人体遨游器经过食管停在了肺部。不一会儿，小微博士在一处肺部病灶处也发现少许诺卡菌，原来小微博士凭着对诺卡菌感染途径的了解，推测皮肤感染后下一步可能感染的就是肺部，所以把目标锁定在了肺部病灶。接着小微博士和赵秋雨又对患者脑、肝、肾、脾等器官做了全面检查，所幸并没有在其他部位发现诺卡菌，也未发现其他异常菌。与此同时，站在显示屏前的张慕慕教授也结束了与沈教授的电话，

"用复方新诺明（磺胺甲噁唑与甲氧苄啶复方制剂）治疗，先用一次剂量，秋雨你们准备一下。"张慕慕教授一声令下，赵秋雨立刻拿出抗生素B100发射器，安装上复方新诺明，朝着患者肺部病灶部位发射导弹。发射完毕后，小微博士和赵秋雨乘着遨游器打道回府。赵秋雨从人体遨游器顺利出来后，在张慕慕教授的指示下又用抗生素B100发射器对着患者左前臂和背部发射了一定剂量的复方新诺明导弹。张慕慕教授则嘱咐急诊医生和护士："马上采集患者血液、痰液和手臂结节脓液，然后送检验科做镜检、培养、药敏试验和PCR检测及高通量测序，医生安排一下手术时间，患者左前臂和背部脓肿处需切开做引流手术，手术过程中记得取脓液送细菌培养。护士这边注意一下后续疗程：口服复方新诺明和静脉滴注利奈唑胺抗诺卡菌感染，同时口服复方对乙酰氨基酚片退热。"交代完一切，张慕慕教授看了一眼手表，已经凌晨四点了，回头看着大家说了一句："大家都辛苦了，快去休息一下吧。"小微博士和赵秋雨对看了一眼都松了一口气，相视一笑走向了休息室。

隔天张慕慕教授查房，去看了患者，患者高热已退，状态好了很多，也愿意开口说话了，还和张慕慕教授聊起天来。在谈话中，张慕慕教授了解到，患者平时喜欢养养宠物，如猫、狗，前不久被宠物猫抓伤了手臂，当时去社区医院打了狂犬疫苗，想着打了疫苗应该就没事了，所以就没有放心上了。可是没过多久，手臂上被抓伤的伤口开始红肿、化脓，慢慢地开始溃烂，可能手挠过手臂没清洗消毒又去抠抠背，结果背部也感染了。张慕慕教授认真听患者讲他感染的经历，离开病房的时候她告诉患者："因为你免疫力比较低，不适合养宠物，你可以考虑养养花草。"

又过了几天，Ω实验室周会议上，林翊汇报从患者伤口上取的脓液细菌培养鉴定出巴西诺卡氏菌，药敏试验对复方新诺明敏感，张慕慕教授也表示患者的病情已经基本控制住，温度已经恢复正常。"免疫力低下的人更容易感染诺卡菌，还好患者就医及时，肺部只是轻度感染，不然导致颅内感染就特别危险了。"小微博士感叹道。"人体遨游器功不可没，可恶的诺卡菌也'插翅难逃'。"赵秋雨补充道。

日子一晃好几个星期过去了，经过治疗，患者已经基本康复，可以出院了。张慕慕教授给他开了复方新诺明，嘱咐回家继续口服此药一段时间。患者对Ω实验室的工作人员表达了深切的谢意，并承诺以后再也不养宠物了。

🔍 科学白话说

诺卡菌： 诺卡菌是人致病革兰阳性需氧放线菌，生长缓慢，存在于土壤与环境中。诺卡菌常在免疫功能严重受损人群如接受化疗的癌症患者、艾滋病患者和器官移植受者体中引起机会性感染，也常常感染免疫力正常的人群。经呼吸道与皮肤软组织侵入，以肺部感染最为常见；其次为皮肤软组织感染，在部分免疫力低下的人群中，可由肺部或软组织等原发病灶经血行播散。❶

致病机制：诺卡菌主要致病性体现在其抗吞噬作用，即通过索状因子减少吞噬体和溶酶体的整合，使巨噬细胞溶酶体酶活性降低。此外，通过产生超氧化物歧化酶，增加过氧化氢酶水平，产生细胞壁糖脂复合物，抵抗吞噬细胞的氧化杀伤机制。❷中性粒细胞可吞噬并限制诺卡菌生长，但不能将其有效杀死。最终控制和清除诺卡菌需要依靠细胞介导的免疫。因此，细胞介导的免疫功能低下的患者尤其容易受到感染，包括淋巴瘤、其他恶性肿瘤、人类免疫缺陷病毒感染、实体器官或造血干细胞移植及接受类固醇或其他抑制细胞介导免疫药物的患者。❸通常认为肺和播散型诺卡菌感染均由吸入断裂的菌丝所致，皮肤型诺卡菌直接由伤口感染。诺卡菌的组织病理学特点为以中性粒细胞浸润为主的脓肿伴明显的坏死，坏死周围常被肉芽组织围绕，但广泛的纤维化或包裹罕见。❹

检测技术：诺卡菌的检测技术主要包括：革兰染色、改良抗酸染色、分离培养、组织病理学、PCR、16S rDNA测序、药敏检测和mNGS。

治疗和耐药机制：磺胺类药物为治疗首选，磺胺甲噁唑（SMX）和甲氧

---

❶ 胡晏宁，范艳艳，武永莉，等.9例肺组织中检出诺卡菌的患者临床特征分析及文献回顾[J].国际检验医学杂志，2023，44（14）：1732-1736，1742.

❷ 李凤玉，邓静敏.肺诺卡菌病诊治的研究进展[J].中华临床医师杂志，2020，14（10）：5.

❸ YOUNG L S, RUBIN R H. Mycobacterial and Nocardia Diseases in the Compromised Host [M]// Clinical Approach to Infection in the Compromised Host. Springer, Boston, MA, 2002：249-264.

❹ 向丽丽，鲁炳怀.9例肺组织中检出诺卡菌的患者临床特征分析及文献回顾[J].国际检验医学杂志，2023，44（4）：1732-1736，1742.

苄啶（TMP）复合制剂（复方新诺明）的疗效更好。磺胺过敏或有条件者，可根据药敏结果选用其他抗生素治疗。临床经验表明，利奈唑胺作为单药治疗也有效，但使用利奈唑胺超过两周与血液学毒性（尤其是血小板减少症）以及神经毒性（如周围神经病变、5-羟色胺综合征）的高风险相关。此外，如有脓肿形成，外科切开引流及对症支持治疗也很重要。

18. 关节置换术后需警惕大芬戈尔德菌感染

数九以来，朔风吹，寒气逼人，又是一个奇冷的冬天。在这泼水成冰的双休日，街上行人寥寥无几，个个行色匆匆。安静的 Ω 实验室被一阵急促的电话铃声惊醒。张慕慕教授第一时间接听了电话，来电的是本市人民医院的一位外科医生——李医生。李医生在门诊遇到了一个棘手的病患，来电想请 Ω 实验室的各位同人进行一个会诊。

没过多久，李医生带来了患者。患者，男，33岁，是一名篮球运动员，3个月前在打篮球时右膝关节受伤严重，在外院行全膝关节置换术，术后1月余出现关节肿，局部皮肤破溃渗液，再次入院诊断为人工膝关节感染，给予清创盥洗引流并使用头孢地嗪静滴2周，切口愈合良好。5天前患肢再次出现皮肤破溃，在当地医院给予伤口消毒包扎抗感染治疗后，情况仍无好转。目前患者无畏寒发热，无头晕，无四肢麻木、乏力等。患者既往体健，无过敏史，无传染病史。李医生已在门诊对患者进行了常规体查，无异常。而右膝关节肿胀，皮温高，局部皮肤发红伴色素沉着，膝前可见一小窦道，局部肉芽组织增生，少量黄色脓液流出，右膝关节屈伸活动受限，膝关节间隙广泛性压痛（+）。研磨试验阴性，浮髌试验阴性。右膝关节感觉无殊，双上肢感觉、肌力、放射均正常。病理反射未引出，双十字征阴性。李医生说:"查完体后我就给患者开具了一些检验检查,现有的检验结果:降钙素原0.2ng/ml,C反应蛋白9.6mg/L,血沉40mm/H,结果提示患者存在感染,需进一步明确致病菌。"小微博士见患者的右膝关节处有少量脓液,便拿了透视放大镜过来查看渗出的液体,然而她并没有在此寻找到十分显著的病原菌。小微博士皱了皱眉:"看来还是需要我们进入手术部位去查探一番了。"赵秋雨瞅了一眼伤口说:"这次可以直接搭乘人体遨游器从这个窦道进去。""可以。这次还是由林翎和我一起进去吗?""我没问题。"林翎边拿出人体遨游器边回答。"那我们就在外面等候消息。"赵秋雨用缩小放大射线将包裹着人体遨游器的胶囊运输船缩小至能够进入窦道大小。随后,林翎操控着遨游器从患者窦道进入关节置换部位。小小的遨游器在感染关节处的积液里小心缓慢行驶,林翎的驾驶技术越发娴熟。遨游器的大灯将关节腔照亮,方便小微博士仔细观察。此时的小微博士集中精神利用透视放大镜观察每一处,由于积液受到感染已经混浊不清,这进一步增加了捕捉致病菌的难度。因此,小微博士和林翎不得不来回反复查看。终于,小微博士在一黏稠的积液处发现了一些革兰阳性球菌,球形的细菌或单个或成对地隐藏在关节深处且附着在韧带上。小微博士激动地喊赵秋雨:"秋雨,你快看,比对下数据库,看看能不能匹配。""好的,我现在就开始进行数据比对!"不一会儿,赵秋雨就有了回复:"小微博士太好了,比对上了,是一个比较少见的细菌——大芬戈尔德菌!""既然如此,那我们就先出来了。"说罢,林翎就驾驶着人体遨游器从患肢的窦道驶出。赵秋雨再用缩小放大射线将遨游器放大至正常大小。

小微博士和林翎顺利出来后便迫不及待地来到主控电脑前查看在患者关节内找到的大芬戈尔德菌。小微博士不由感慨:"原来是这种厌氧菌啊,难怪普通培养无法培养到。"此刻患者仿佛看到了希望，赶忙问道："那我这条腿还有得救吗？"张教授摸着下巴道："首先你的感染原因明确了，是因为关节置换术后感染了大芬戈尔德菌这种罕见菌，从而引起了右膝关节的红肿热痛，这个细菌的具体情况可以由小微博士来讲述。后续的治疗可以使用青霉素、阿莫西林/克拉维酸、甲硝唑等抗生素。""大芬戈尔德菌是革兰阳性厌氧球菌里致病性最强的细菌，是一种机会病原体，它常引起的疾病是骨和人工关节感染。""可是医生，你说的这些药物我之前住院也都有用过，但是它还是反复肿胀疼痛，这次真的可以彻底治好吗？"此时患者提出了自己的疑问。默默倾听的林翎说："抗生素治疗失败的原因可能是这种细菌产生的变异，导致抗生素无法彻底杀死它。"张教授观察着患者的伤口说："那么我们是不是可以利用遨游器将抗生素导弹直接发送到感染部位精准打击细菌呢？""这个可以有，沈教授发明的抗生素B100发射器可以搭载各种不同的抗生素导弹，对人体内的微生物进行攻击。"林翎一下就想到了张博士的新发明。张教授问患者："你愿不愿意采用这种先进的治疗方式？""只要能治好我的腿，什么方式我都愿意尝试，我还年轻，我不想一辈子坐轮椅！"患者激动地表示愿意尝试。得到患者的同意后，林翎着手准备抗生素导弹，并将它们装载到人体遨游器上。他再一次进入遨游器，驾驶着小小的遨游器向病灶出发。林翎小心地驾驶着人体遨游器来到患处，小心谨慎地将抗生素导弹发射出去，确认导弹发射无误后，林翎便驾驶着遨游器离开了人体，而发射出去的抗生素导弹已经开始在患处发挥作用，开始一点点杀灭细菌。"这个过程是缓慢的，不能操之过急，之后每天都需要使用抗生素导弹治疗，"张教授嘱咐李医生说。"治疗一星期后复查血常规。"李医生点点头表示明白。一星期后，李医生说："血沉有所下降，炎症指标也有下降，关节的红肿热痛有所缓解，治疗是有效的。""患者情况有所好转，那就继续执行之前的治疗方案，争取早日恢复。患者下肢的锻炼继续保持。""好的张教授，谢谢你们！"用药两周后，患者的血液指标正常，窦道愈合，疼痛明显好转。复查，电话随访，患者症状消失。

这个冬天虽然寒冷，但是患者的痊愈及他真诚的感恩温暖了 Ω 实验室研究员们的心！

✍ 科学白话说

大芬戈尔德菌：革兰阳性厌氧球菌中致病性较强的细菌，可定植于皮肤、口腔、上呼吸道、胃肠道和泌尿生殖道等部位，是一种机会病原体。大芬戈尔德菌可产生多种毒力因子，具有促进细菌的黏附、渗透和播散并保护细菌免受先天防御系统因素影响的作用。大芬戈尔德菌最常引起的疾病是骨和人工关节感染，其他疾病如伤口感染、软组织感染、心内膜炎、感染性关节炎、坏死性筋膜炎、肺炎、骨髓炎、糖尿病足溃疡感染、压疮、脑膜炎和中毒性休克综合征等亦有报道。[1]

治疗：青霉素、阿莫西林/克拉维酸、甲硝唑、克林霉素和氟喹诺酮类常用于治疗大芬戈尔德菌引起的骨关节感染。万古霉素、利奈唑胺、氯霉素和利福平等对大芬戈尔德菌具有良好的体外抗菌活性。对于人工植入物感染，通常需要相应的外科手术去除感染源。

耐药机制：抗生素治疗失败的主要因素是慢性感染中生物膜的存在及抗生素耐药性。大芬戈尔德菌对青霉素和甲硝唑的耐药率低，但对克林霉

---

[1] BOYANOVA L，MARKOVSKA R，MITOV I. Virulence Arsenal of the Most Pathogenic Species Among the Gram-positive Anaerobic Cocci，Finegoldia Magna [J]. Anaerobe，2016，42：145-151.

素和喹诺酮类药物的耐药性较高。大芬戈尔德菌对克林霉素的耐药性归因于 *erm* 基因编码的 RNA 甲基化酶对药物靶点的修饰。❶由于大芬戈尔德菌未检测到具有 β- 内酰胺酶活性，推测其对青霉素耐药可能是由于药物靶点突变。

---

❶ GUÉRIN F，LACHAAL S，AUZOU M，et al. Molecular Basis of Macrolide-lincosamide-streptogramin （MLS）Resistance in Finegoldia Magna Clinical Isolates[J]. Anaerobe，2020，64：102220.

19. 酗酒导致的慢性乙型肝炎急性发作

在一个阳光明媚的早晨，城郊外的 Ω 实验室内，沈教授几人正聚集在一间宽敞的实验室对慢性乙肝展开热烈的讨论。他们每个人都对战胜这种顽固的疾病充满了热情和决心。

"乙肝，作为病毒性肝炎最常见的一种，它的感染是呈世界性流行的，而在我国也有着不少的感染人群。"讨论中，小微博士下意识地摸了摸鼻子发出感叹。张慕慕教授为大家解释道："这是由于我国早期经济基础差，基础卫生条件落后，使得感染人群较多，也没得到很好的治疗与预防，从而造成乙肝大面积传播。" 窗外的景色显得格外宁静，与实验室内紧张而专注的氛围形成了鲜明的对比。

这时，实验室的门被敲响，一个面容苍白、步履蹒跚的中年男子缓缓走了进来，他的出现立刻吸引了所有人的注意。赵秋雨率先询问："有什么能帮到您的吗？"一旁的张慕慕教授看着眼前来人，敏锐地发现该男子皮肤和眼睛的巩膜发黄，且面部和手背上发现有蜘蛛痣。

等该男子坐下后，大家迅速调整了讨论的方向，开始询问他的病史和目前症状。

该中年患者叫李伟，是一名慢性乙肝患者，他近期感到疲惫不堪、食欲不振及腹部不适，在医院检查血后发现肝功能指标明显升高，胆红素也急剧升高。大家一边听着，一边记录下重要的信息。

赵秋雨和张慕慕教授这次将进入患者体内，两人坐进由胶囊运输船包裹的人体遨游器中。

实验室内的沈教授通过显示屏发现二人已经准备就绪，双手在操作键盘上快速敲击着，伴随一道强光出现，在缩小放大射线的照射下，胶囊运输船变得如同胶囊一样大小。

小微博士小心翼翼地将胶囊运输船给患者服下。

胶囊运输船随着进入人体也慢慢溶解，释放出张慕慕教授两人所坐的人体遨游器。沈教授通过显示屏指引着二人来到了患者的肝区，通过遨游器显示屏他们看到了乙肝病毒如何在患者的肝脏内繁殖，以及它对肝细胞造成的破坏。

赵秋雨在操作盘上敲击着，将遨游器上的透视放大镜改为电镜模式并对准前方肝区，随即乙肝病毒的信息也随之在屏幕上显现出来：乙肝病毒，属嗜肝DNA病毒科，电镜下呈3种形态的颗粒结构，即直径约42纳米的大球形颗粒、直径约22纳米的小球形颗粒及管型颗粒。大球形颗粒（Dane 颗粒）为完整的病毒颗粒，由包膜和核衣壳组成，包膜含HBsAg、糖蛋白和细胞脂肪，核心颗粒内含核心蛋白（HBcAg）、环状双股HBV-DNA和HBV-DNA多聚酶，是病毒的完整形态，有感染性。小球形颗粒及管型颗粒均由与病毒包膜相同的脂蛋白组成，前者主要由HBsAg形成中空颗粒，不含DNA和DNA多聚酶，不具传染性；后者是小球形颗粒串联聚合而成，成分与小球形颗粒相同。

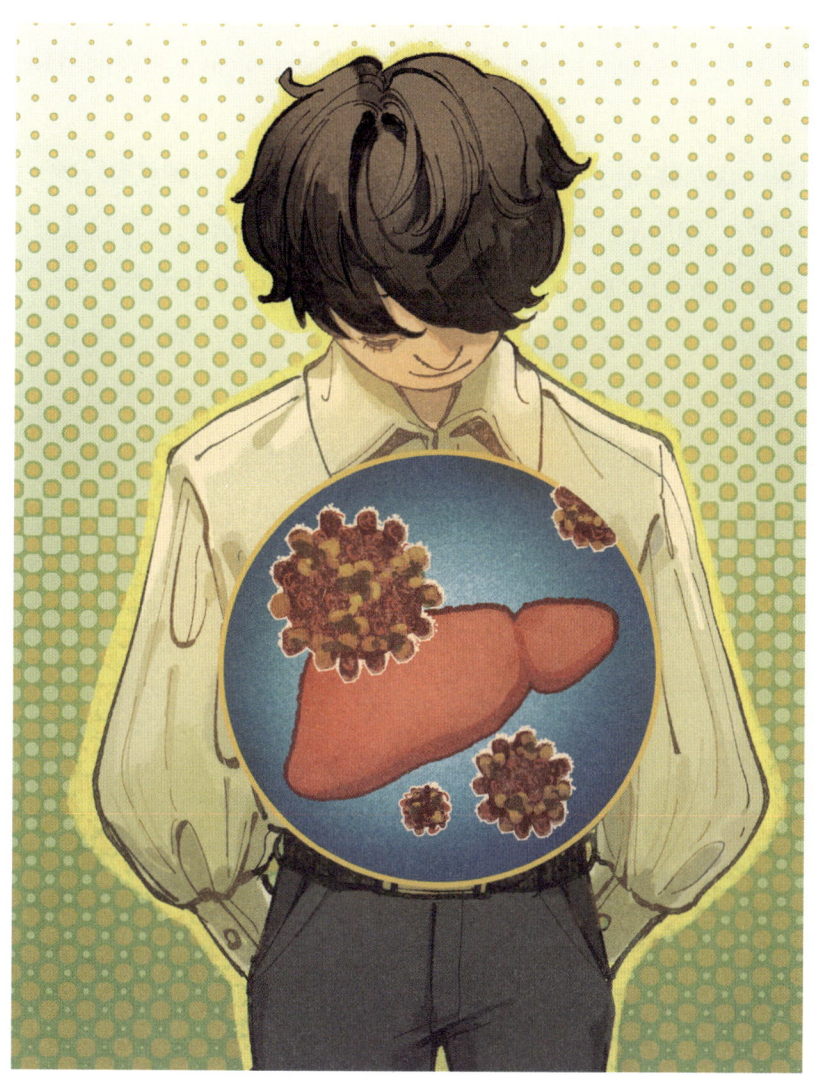

▲ 侵袭肝脏的乙肝病毒

"张教授，我这边对患者需要如何治疗？"赵秋雨转头看向张慕慕教授，"沈教授，麻烦您问下患者之前服用过哪种药物，像这种慢性肝炎一般是长期服用的药物来改善肝学组织。"通过通信设备，张慕慕教授向治疗室内的沈教授请求帮助。

很快，众人就知道了患者一直在服用恩替卡韦，一种核苷（酸）类似物（NAs 药物），作用于病毒，属于直接抗病毒药物（DAA），可强效抑制 HBV 复制。且近期患者酗酒、过度疲劳导致慢性乙型肝炎急性发作。

在遨游器内的张慕慕教授二人也很快知道了患者的情况，赵秋雨对准前方肝区后不断发射出恩替卡韦导弹，病毒复制有了显著的抑制效果，肝脏炎症也得到了有效改善。随后，张慕慕教授二人便从患者体内出来。

几周后，患者再次来到 Ω 实验室。这次，他的面色红润，步伐坚定，显然病情有了显著的改善。教授们对他进行了一系列的检查，结果显示病毒载量大幅下降，肝功能也恢复正常。患者激动地握住了教授们的手，感谢他们不仅治愈了他的病，更重要的是，给了他新的希望。

科学白话说

慢性乙型病毒性肝炎：慢性乙肝病毒检测为阳性，病程超过半年或发病日期不明确而临床有慢性肝炎表现者。临床表现为乏力、畏食、恶心、腹胀、肝区疼痛等症状。肝大，质地为中等硬度，有轻压痛。病情重者可伴有慢性肝病面容、蜘蛛痣、肝掌、脾大，肝功能可异常或持续异常。

治疗：抗病毒治疗是慢性 HBV 感染者最重要的治疗措施。NAs 为核苷（酸）类似物，作用于病毒，属于直接抗病毒药物（DAA），可强效抑制 HBV 复制。恩替卡韦（entecavir，ETV）、富马酸替诺福韦酯（tenofovir disoproxil fumarate，TDF）、富马酸丙酚替诺福韦（tenofovir alafenamide fumarate，TAF）可强效抑制病毒复制，长期治疗显著改善肝脏组织学。还可以使用干扰素α治疗，我国已批准 Peg-IFN-α 和干扰素α用于CHB治疗，干扰素主要作用于宿主，与1型IFN受体结合，激活免疫调节，诱导抗病毒蛋白的表达。❶

---

❶ 戴欢，李凯，朱永湘，等.内镜下套扎和注射硬化剂治疗乙型肝炎肝硬化并发食管胃底静脉曲张破裂出血患者疗效研究[J].实用肝脏病杂志，2023，26（1）：87-90.

20. 不容小觑的化脓性链球菌

"小朋友，今天感觉怎么样？"又到了每天查房的时间，医生们都围在因支原体肺炎感染入院的小患者旁边，询问患者的情况。一周前，沈教授团队通过人体遨游器进入患者体内，迅速缓解了患者的症状，在一周的进一步治疗后，患者的状况已经大大好转，小朋友的母亲拉着张慕慕教授的手，说道："小明已经好多了，真的太感谢你们了，上次可真是把我吓死了！"张慕慕教授笑着说道："这都是我们应该做的，只要小朋友有好转就好！"这时，一位医生进来，对张慕慕教授说道："张教授，急诊打来电话，说有名儿童疑似中毒性休克，请您过去一趟。"张慕慕教授点点头，向其他人打了个招呼，马上向门外走去。

走到急诊，张慕慕教授发现沈教授团队众人都已经在急诊等候。见人已到齐，急诊医生开始向大家介绍病情："患者王某某，男，10岁，是旁边小镇的居民，三天前开始发热、咽痛，他父母给他吃了退热药和感冒药，但是一直持续发热，还出现恶心、呕吐、反应迟钝等症状，今天就送到我们这里来了。目前我们已经给他做了初步检查，体温持续高于38℃，心率大于90次/min，白细胞计数大于12×10^9/L，可以确定是全身炎症反应综合征。而且血清乳酸高，血压低，充分液体复苏后仍需升压药物维持血压，我们根据脓毒症的常用两种评分标准：快速序贯器官衰竭（qSOFA）常用于可疑脓毒症筛查；序贯器官衰竭评分（SOFA）则用于脓毒症预后判断。此次采用2种评分做了评估，这可能是脓毒症休克[1]，所以马上请各位过来了。"

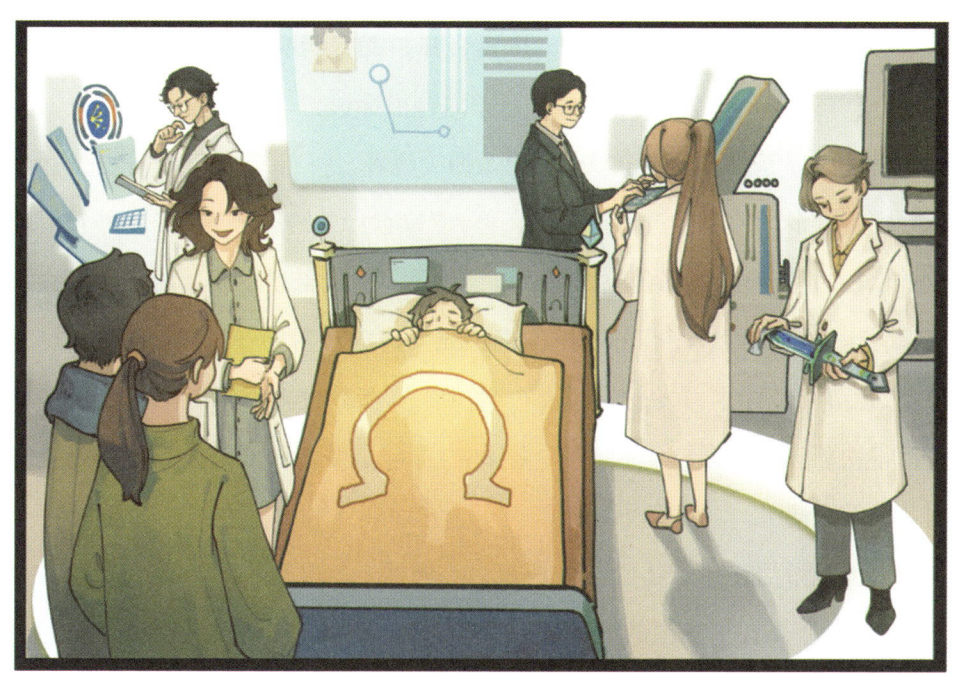

▲ 患者情况问询

张慕慕教授向沈教授等人点点头，大家便默契地开始各自的准备工作。张慕慕教授说道："患者虽有些软弱无力，反应迟钝，但神志尚清楚，各项指征还比较平稳，可以使用人体遨游器。"

---

[1] 黄伟.《第三版脓毒症与感染性休克定义国际共识》解读[J]. 中国实用内科杂志，2016，36（11）：959-962.

沈教授摁下舱门开关，小微博士和赵秋雨步入人体遨游器，舱门在二人身后关闭。通过缩小放大射线，高大的胶囊运输船渐渐变为一粒普通胶囊，在给患者服用后，进入患者体内。在胶囊运输船溶解后，人体遨游器在小微博士和赵秋雨博士的操作下开始工作。

沈教授通过语音系统说道："患者一开始就有咽痛的症状，先去扁桃体看看吧！"小小的人体遨游器在患者体内自由穿梭，马上就看到了充血、肿胀的扁桃体。"应该是扁桃体炎。"小微博士说着，将监视器镜头对准扁桃体，就看到了许多球形、呈链状排列的菌体，"快看！是链球菌！"张慕慕教授说道："对人体致病的链球菌主要是A群链球菌，对青霉素敏感，对于脓毒症休克患者，我们要尽快用药，所以你们快先发射青霉素导弹试试。"沈教授说道："先留一份标本再发射导弹。""收到！"在数枚青霉素导弹降落后，链球菌很快消失，小微博士欢呼："太棒啦！""小微，秋雨，你们再到患者体内各处看看情况。"沈教授说道。

人体遨游器在患者体内四处巡视，小微博士打开透视放大镜到处看，突然说道："怎么有些细胞的线粒体外膜破裂了！"张慕慕教授说道："脓毒症确实可能导致线粒体损伤，线粒体功能一旦出现障碍，将严重影响细胞功能的正常运转，最终导致组织、器官损伤，我们通过人体遨游器看到这个，就可以对线粒体功能的异常改变进行早期干预，这也对脓毒症的治疗有很大的帮助！"❶❷

---

❶ 盛悦，王锦权．脓毒症致线粒体损伤的研究进展 [J]．中华急诊医学杂志，2018，27（5）：573-576．
❷ 申屠路媚，牟艳玲．线粒体功能障碍机制及其相关疾病研究进展 [J]．生命科学，2018，30（1）：87-93．

小微博士驾驶人体遨游器到了血液里，在红细胞和白细胞之间穿梭，在行驶的路途中就发现了少量链球菌。"停一下，我发射几枚导弹。"赵秋雨说道，便按下发射按钮，见菌体逐渐消失，赵秋雨收起发射器，说道："好了，我们继续走吧！"

在患者体内巡视一遍后，人体遨游器从病人体内驶出，通过放大射线恢复大小。小微博士和赵秋雨将标本交给林翎进行菌种鉴定，众人本次的任务便告一段落。

张慕慕教授向小患者的父母介绍完病情后，还不忘嘱咐道："以后小朋友发热感冒都要重视起来，一定要到医院就诊，不要只自己在家吃药了！像这次没早去医院，引起了脓毒症休克，那不是把小病拖成大病了吗？"患者父母连连点头，十分感谢Ω实验室的众人。

翌日，林翎菌种鉴定完毕后，便向大家介绍："鉴定结果是化脓性链球菌，张教授的判断没有错。化脓性链球菌广泛存在于自然界中、人体表面及与外界相通的腔道内表面，是人类化脓性感染中最常见的致病菌之一，致病性较强。免疫力低下的人群，如老人、儿童、孕妇等，应尽量避免黏膜或皮肤软组织及上呼吸道感染；如果不小心感染了，应该及时就医，选用适当的抗生素治疗。"

✍ 科学白话说

化脓性链球菌：可导致浅表性感染如咽炎、猩红热和脓疱病，以及罕见但严重的侵袭性疾病，如败血症、链球菌中毒性休克综合征和坏死性筋膜炎等。反复感染化脓性链球菌可能引发自身免疫性疾病，如风湿热、急性肾小球肾炎和风湿性心脏病等。

治疗：青霉素类药物是治疗化脓性链球菌感染的一线药物。在过敏或治疗失败的情况下，大环内酯类和林可酰胺类可作为替代选择。氟喹诺酮类、万古霉素、达托霉素和利奈唑胺等也是可选药物。

耐药机制：迄今为止未见青霉素高水平耐药菌株的报告，但临床治疗失败并不少见。主要原因是青霉素对扁桃体组织的渗透性差及口腔中共生细菌对化脓性链球菌的保护和促黏附作用，而非产生β-内酰胺酶。大环内酯类和林可酰胺类的耐药率非常高，主要是由于rRNA甲基化酶（*erm*基因）对靶位点的修饰、靶位点（23S rRNA或核糖体蛋白）突变和药物外排作用（*mef*基因）等因素所致。四环素耐药性主要由编码核糖体保护蛋白的*tet*（M）基因介导。对氟喹诺酮类高水平耐药的菌株非常罕见，主要是由于药物作用靶基因（*gyrA*和*parC*）的突变。❶❷

---

❶ BROUWER S, RIVERA-HERNANDEZ T, CURREN B F, et al. Pathogenesis, Epidemiology and Control of Group a Streptococcus Infection [J]. Nat Rev Microbiol, 2023, 21（7）: 431-447.

❷ CATTOIR V. Mechanisms of Streptococcus Pyogenes Antibiotic Resistance, 2022. In: FERRETTI J J, STEVENS D L, FISCHETTI V A, editors. Streptococcus Pyogenes: Basic Biology to Clinical Manifestations [Internet]. 2nd ed. Oklahoma City（OK）: University of Oklahoma Health Sciences Center, 2022. Chapter 30.

21. 潜伏的"元凶"——沙雷菌

夏天的傍晚总是闷热中透着潮湿，热得人难受。尽管Ω实验室内为保护仪器设备始终保持着恒温恒湿，但小微博士看着窗外暗沉沉阴郁的天空还是感觉心情闷闷的。她转头回身取了茶水，却发现窗外已下起了淅沥沥的小雨，还有逐渐增大的趋势。小微博士边小口啜茶，边看着Ω实验室门口的树在雨中不断地飘摇。正愣着神，小微博士眼尖地看见不远处正有一辆小轿车朝着Ω实验室驶来。到门口，一位年轻女士扶着一位妇人下车朝急诊室走来，妇人的一只手臂被纱布缠满，被紧紧护在胸前。小微博士内心一紧，连忙下楼去看看情况。

到了楼下，只见急诊科的罗医生和年轻女士将妇人扶到了床上。经过了解，得知妇人姓徐，年轻女子姓刘，两人是母女。患者平时一般住在老家，偏爱使用烧柴火的大灶，一个月前因为生火不当导致小臂大面积烧伤，而患者又有糖尿病这一基础疾病，伤口愈合比较慢，就在当地医院住了10余天，昨日才出院。最近天气炎热，烫伤伤口需要仔细照料，女儿小刘便将患者接到自己的住处照料，每隔2日去附近医院换药，本来今日正是换药的日子，谁知患者昨天晚上开始发热，今天还出现了咳痰。小刘十分担心母亲，正巧想起了平日在网络上看到过不少关于Ω实验室能够快速寻找病因治愈患者的报道，便急忙乘坐网约车前来。罗医生边听着小刘描述患者的病情，边检查患者的伤口——只见伤口还是有少量渗液，有一定的化脓，因为伤口大，看着还有些吓人。罗医生眉头一皱，让小丽护士查一下血化验。转头看见小微博士也在旁边，连忙说道："小微博士，这个患者看着像是感染了，现在整个人比较虚弱，体温38.5℃，肺部呼吸音也比较粗糙，若按照常规流程一步步排查原因耽搁的时间太久了，还是请你们团队应用人体遨游器进行探查吧。"小微博士点点头，快步上楼找沈教授和赵秋雨去做准备工作。

15分钟后，小微博士和赵秋雨整装坐在由胶囊运输器包裹的人体遨游器中，沈教授和罗医生也坐在电脑监视器前准备就绪。经过缩小放大射线变换后，胶囊运输器变换成了只有胶囊大小，在护士小丽的帮助下，"胶囊"便通过了患者的口腔送入体内。随着胶囊运输器的逐渐溶解，小微博士和赵秋雨的视线逐渐清晰起来。此时，人体遨游器正停留在患者的咽喉部，只见扁桃体上正包裹着浓稠的黄白色痰，痰液随着呼吸一起一伏。赵秋雨见状便用针筒取了痰样本，准备过后拿去实验室做进一步的确证试验。此时在电脑前的沈教授看着实时传输过来的视频，给小微博士发送信息："小微，患者呼吸道的症状比较严重，你再去她的肺部看看。"

小微博士和赵秋雨驾驶着人体遨游器朝着肺部驶去。只见肺部也附着少量黄白色脓性物质，一切似乎都如同普通的呼吸道症状。小微博士打开透视放大镜，本打算若观察后无殊她们便计划前往患者身体其他部位观察情况。正在挑选着进行观察的视野，她们便看见似乎有一个"红点"在视野中一闪而过。小微博士敏锐地察觉到了，赶紧运用操杆将视野往回调，只见那是一个还未被吞噬的"红点"，虽小但异常鲜艳，十分惹眼。小微博士调整放大倍数进一步观察，结果发现这一红点是由许多微小的细菌组成的。小微博士对所见仔细地进行了拍摄，拍摄的影像也同步传到了沈教授的电脑里。沈教授看着显示屏上的菌体，只见该菌比之前观察到的所有菌的菌体都小很多，菌体四周都有鞭毛在舞动，但没有菌毛也没有荚膜，在短短几秒的视频中菌体便依靠鞭毛向前挪动了一小段距离。此时小微博士也在仔细观察着菌体，她发现该菌其实并无颜色，那之所以呈现出"红点"便应该是该菌分泌的色素了！想到这里，沈教授和小微博士在人体遨游器和电脑屏幕前异口同声地说道——"难道是沙雷菌感染！"小微博士心中暗想："这沙雷菌不仅是机会致病菌，还是最小的细菌，甚至能透过滤菌器，可谓是无处不入。患者这次烫伤十分严重，又有糖尿病这一基础疾病，身体条件相对于原来必定较虚弱，一弱这对于原来不是问题的病菌就让身体致病了，倒也说得通。"小微博士驾驶着人体遨游器继续巡视，再无发现患者身体其余部位有殊后便离开了。

赵秋雨立即收集患者的痰液标本送至检验科进行详细分析。经过微生物培养及鉴定，确认为黏质沙雷菌，患者也被确诊为沙雷菌感染引起的肺炎。同时检验科做了沙雷菌的药敏，对多种抗生素敏感。医生迅速制定了针对性的治疗方案，选用了头孢他定这一敏感的抗生素，并密切监测她的病情变化。得益于早期诊断和及时治疗，患者的肺炎症状很快得到控制，感染指标逐渐恢复正常。几天后，她的病情明显好转，烧伤伤口也开始结痂，愈合良好。

随着治疗的推进，患者的身体状况稳步恢复，最终顺利出院。她的康复不仅得益于精准的医疗干预，也离不开医护团队的细致护理和家属的积极配合。这场与疾病的斗争，正如雨后放晴的夏日微风，驱散了阴霾，带来了希望与温暖。

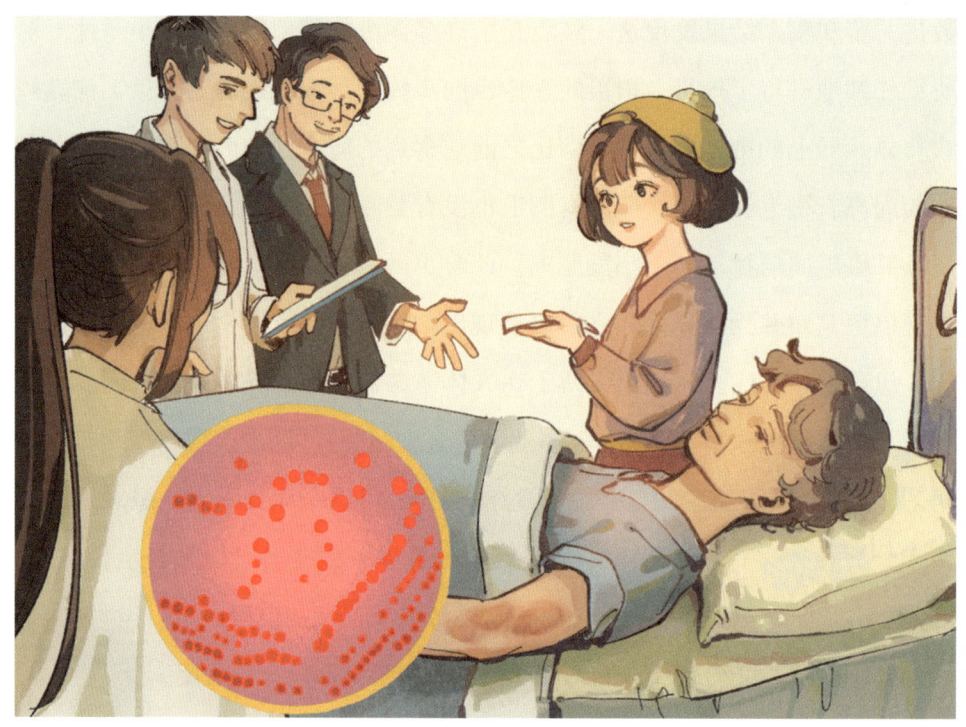

▲ 黏质沙雷菌感染

🔊 科学白话说

黏质沙雷菌：最早在19世纪初由一名意大利药剂师巴托洛梅奥·比齐奥（Bartolomeo Bizio）描述并命名。当时的意大利流行一种用玉米面制作的食物波伦塔（polenta）。比齐奥发现在意大利温暖又潮湿的夏天，波伦塔很容易变色成红色，于是他使用新鲜的波伦塔培养发现了这种新的微生物。沙雷菌是一种能产生非水溶性黄、紫和红色素的小杆菌，菌落大多数不透明，沙雷菌是一种能产生非水溶性黄、紫和红色素（如灵菌红素）的小杆菌，菌落大多数不透明，部分菌落可能表现出虹彩现象（因为色素对光线的干涉或衍射作用）。从土壤或水中分离到的黏质沙雷氏菌在有氧，特别是在20 ℃培养时会产生一种不扩散的红色色素——灵菌红素，但临床分离菌株大部分不产色素。❶黏质沙雷菌是尿路感染、脑膜炎、肺部感染、感染性心内膜炎、导管相关血流感染、伤口感染等常见分离菌。同时也在沙雷菌的遗传物质中发现融合了β-内酰胺酶的基因，对青霉素和多种头孢菌素存在天然耐药。随后耐碳青霉烯类的比例也逐渐升高，2017年CHINET的数据显示，目前中国的黏质沙雷菌对亚胺培南的耐药率已经超过5%，值得临床关注。❷

治疗：美罗培南、阿米卡星和庆大霉素、阿莫西林/克拉维酸、氨苄西林、氨苄西林/舒巴坦、左氧氟沙星、诺氟沙星、磷霉素、米诺环素、头孢呋辛酯和头孢孟多对黏质沙雷菌具有良好的抗菌活性。

耐药机制：黏质沙雷菌对β-内酰胺类抗菌药物的耐药机制包括产生各种β-内酰胺酶、膜孔蛋白改变等，其中主要以产生各种β-内酰胺酶为主要耐药机制，包括AmpC酶、ESBLs和碳青霉烯酶，产生超广谱或金属β-内酰胺酶的多重耐药菌株的出现和传播对全世界的公共卫生构成威胁。❸

---

❶ RODRIGUES A P, HOLANDA A R, LUSTOSA G P, et al. Virulence Factors and Resistance Mechanisms of Serratia Marcescens. A Short Review [J]. Acta Microbiol Immunol Hung, 2006, 53（1）: 89-93.

❷ VAN HOUDT R, GIVSKOV M, MICHIELS CW. Quorum Sensing in Serratia [J]. FEMS Microbiol Rev, 2007, 31（4）: 407-424.

❸ IGUCHI A, NAGAYA Y, PRADEL E, et al. Genome Evolution and Plasticity of Serratia Marcescens, an Important Multidrug-resistant Nosocomial Pathogen [J]. Genome Biol Evol, 2014, 6（8）: 2096-2110.

可爱的动物也有不可爱的微生物

22. 接触鸟类易得"鹦鹉热衣原体"

四月柳树发新芽，已经进入春天了。万物复苏，鸟儿也在树上吱吱地叫着。开车上班的路上，小微博士打开车窗，微风拂过，带走了困意，留下了春天的气息。

Ω实验室的急诊室还是一如既往地忙碌，小微博士刚从休息室走出来，就听到广播响起："小微博士，小微博士，请您听到广播后立即到急诊室……"小微博士觉得不妙，赶忙向急诊室狂奔。

"患者王大爷，64岁，两年前做过心脏支架手术，有基础疾病。现在体温高达38.5℃，寒战且出冷汗，并伴有轻咳，基本无痰，胸闷气短、乏力等。据家属回忆，患者说过头痛和肌肉酸痛，家里人发现患者发热后立即来医院了。"接诊医生介绍着。

小微博士立即接手患者，对患者进行了基础检查。小微博士拿出听诊器进行肺部听诊，发现肺部出现干啰音。小微博士对患者肺部进行灌洗，得到肺泡灌洗液后立即送检NGS[1]，然后做CT，对患者的心脏进行检查，心电图呈心肌炎改变，发现心脏表面似乎有异常后。小微博士立即呼叫赵秋雨，"秋

---

[1] 宏基因组测序（Metagenomic Sequencing，mNGS）。

雨，现在有个患者病情危重，CT显示心脏似乎有异常，我不确定，而且患者发热出冷汗，且伴有剧烈头痛，我需要用到遨游器进入患者身体寻找病因。"赵秋雨听到情况危急，立马转身进入实验室调试仪器。

小微博士对患者病情没有把握，又立即呼叫了沈教授，向沈教授汇报了患者病情，并对沈教授表达了自己的不安："沈教授，我对心脏疾病不精通，您能来帮我把把关吗？"

"小微，你不要紧张，我这就过来。"沈教授立马起身向实验室走去。

小微博士推着患者进入实验室。收到小微博士的呼叫，沈教授早早就等在实验室里了。众人合力将病人移入仪器舱里。小微博士和沈教授也立即进入由胶囊运输船包裹的人体遨游器，赵秋雨将胶囊运输船缩小后让患者服下。

赵秋雨启动仪器，小微博士和沈教授便驾驶着人体遨游器从血管一路向各个器官探索。有了沈教授的帮助，小微博士信心大增，心想着会学到很多东西。大屏幕同步传回放大镜的视线，沈教授和小微博士首先进入的是心脏，穿过错综复杂的血管，映入眼帘的是支架带着心脏在怦怦跳动，状态看起来还不错。沈教授和小微博士围绕着心脏缓慢遨游，眼尖的小微博士立马就发现了心脏支架上的异常，立即使用了透视放大镜，仔细端详后发现心脏薄膜上有很多炎症细胞，"沈教授，这是不是心内膜炎，这跟心电图是符合的。"

沈教授立马肯定地说："对的，这是心内膜炎，心内膜炎是指心内膜包括心脏瓣膜和心腔内壁的感染和炎症。这说明患者有细菌或者真菌等的感染性生物已经进入血流了，而且附着于心脏支架周围，这才发生了心内膜炎。我们需要尽快找到病原体。"

沈教授和小微博士又立马向右肺部移动，经过中间气管时，只见中间气管呈黏膜充血水肿，见少量分泌物。一进入肺部，一大团细菌就挡住了遨游器的去路。小微博士一次又一次地尽全力撞击病原体，终于疏通了去路。只见肺部表面及周围布满了病原体，为革兰阴性，呈圆形或椭圆形，直径约 $0.3\mu m$。沈教授绕肺部一圈后，最终在右肺下叶停下。

"右肺下叶局限性实变影伴晕征，边界不清，实变区边缘稍膨隆，符合炎症性病灶的特征。"沈教授若有所思地说。

"沈教授，引起肺炎的病原体，常见的是肺炎支原体，细菌形态看起来是支原体，可是从患者的各种病症来看并不符合肺炎支原体。"小微博士疑惑地说。

"看患者症状确实不符合，但还需要排除。"沈教授回答。

"秋雨，下医嘱抽血做肺炎支原体筛查。"

"好的，沈教授。"赵秋雨立即操作下达医嘱。

沈教授继续研究着这一团病原体，随着透视放大镜的不断深入查看，沈教授在脑海里不断闪过各种知识，灵光闪现，沈教授马上打开麦克风，"秋雨，你去咨询家属，患者是否有家禽鸟类的接触史。"

"好的，沈教授。"

"沈教授，家属说王大爷养了一只鹦鹉，对鹦鹉很是喜爱，平时喂食和处理鸟粪都是自己照顾的。"赵秋雨回复。

"沈教授，患者的NGS结果出来了，是鹦鹉热衣原体。"林翊得知结果后立即赶来告知大家。

"鹦鹉热衣原体！"沈教授和小微博士同时脱口而出。

"患者有鹦鹉接触史，且高热、发冷、喉痛、头痛，初发症状很像流感，右肺下叶局限性实变影伴晕征,边界不清,肺部有炎症,心脏有心内膜炎,如果不仔细,确实很难发现是鹦鹉热衣原体。这又是一例人兽共患病。"沈教授总结道。小微博士在一旁认真地听着,眼里满是崇拜。

"沈教授,对于鹦鹉热衣原体,推荐使用阿奇霉素,后续抗生素药敏结果出来后再做调整。"林翊说。

"好,就按林翊说的来。"沈教授回复道。

只见赵秋雨将阿奇霉素装入抗生素B100发射器,小微博士将B100发射器对准菌团,按下发射按钮,发射器携带着阿奇霉素击碎了鹦鹉热衣原体。小微博士悬着的心终于放下了。

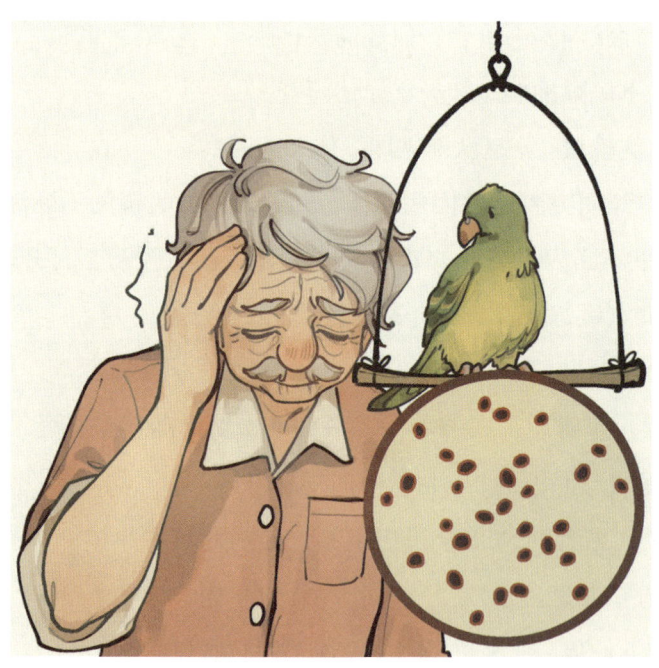

▲ 小心"鹦鹉热"

患者病情得到缓解后转入病房，小微博士在查房时跟患者科普了"人兽共患病"这一类疾病，患者虚心接受，同时也表示在今后养鹦鹉的过程中要更加注意防护。

✍ 科学白话说

治疗和耐药机制：四环素类、氟喹诺酮类、大环内酯类和利福平是治疗鹦鹉热衣原体的常用首选，包括阿奇霉素、多西环素、红霉素、氧氟沙星或者左氧氟沙星。鹦鹉热衣原体可能通过16S rRNA基因突变导致对大观霉素耐药；通过 *rpoB* 基因突变导致对利福平产生耐药。❶

鹦鹉热衣原体：一种专性细胞内寄生的革兰阴性细菌，主要感染鸟类，但也可通过呼吸道传播给人类，引起鹦鹉热，也称为鸟疫。鹦鹉热是一种人兽共患病，常见于与鸟类密切接触的人群，如鸟类饲养者、兽医和宠物店工作人员。

治疗：治疗鹦鹉热衣原体的一线药物是四环素类如多西环素，疗程通常为10~21天。其他可选择大环内酯类如阿奇霉素、克拉霉素（适用于孕妇、儿童或对四环素类药物不耐受的患者）和氟喹诺酮类如莫西沙星、左氧氟沙星（可作为替代选择，但疗效可能不如四环素类）。

---

❶ BENAMRI I，AZZOUZI M，SANAK K，et al. An Overview of Genes and Mutations Associated with Chlamydiae Species' Resistance to Antibiotics [J]. Ann Clin Microbiol Antimicrob，2021，20（1）：59.

23. "病马"要远离
——鼻疽伯克霍尔德菌

步入五月，天气逐渐转热。这天，沈教授、小微博士、林翎和赵秋雨在食堂一边聊天一边用餐，食堂的电视机里正播放新闻："进入五月后，天气转暖，禽流感在我国已基本可控……"沈教授长舒一口气："春天可算是渐入尾声了，春天美则美矣，却也是各类呼吸道疾病的高发期，对于小儿、老人等抵抗力较弱的人群，这些疾病真是防不胜防啊！"小微博士也连连点头，说："别说，咱们Ω实验室都忙了好一阵儿了，接下来说不准可以空闲点喽。"一行人吃完饭便一起结伴向实验室区域走去。还没到实验室，他们远远便看见小丽护士疾步向他们走来。小丽护士一见他们明显长舒了一口气。小微博士内心一紧，赶紧快走几步迎上前去。小丽护士着急地说道："急诊来了个中年男性患者，有大量的脓性分泌物，问他发热前有没有什么异常，他说没有。现在已经发热三天，其中前两日低热，昨日起高热，就诊体温为39.4℃。罗医生听诊时发现患者肺部情况不太好，有咳嗽咳痰，所以想请您和您的同事用人体遨游器帮助我们尽早确定病因，以便诊治。"此时落在后头的沈教授等人也已赶来，闻言都眉头一皱，一边答应小丽护士，一边各自分散快速去做准备工作。

十五分钟后，小丽护士将经过缩小放大射线变换的胶囊运输船塞入患者嘴中。随着胶囊运输船的逐渐深入和外层胶囊的逐渐溶解，正坐在人体遨游器中的小微博士和赵秋雨的视线也逐渐清晰了起来，只见患者的支气管中遍布着黄白色的浓稠痰。电脑屏幕前看着从人体遨游器中传输回来画面的沈教授此时打开了语音传输系统，说："秋雨，你拿针筒吸一点儿这个样本。小微，你拿透视放大镜仔细看看这痰，里头应该会有病原菌，你看看里头菌的形态。"小微博士点头，启动了透视放大镜，只见其中确实散布着不少菌体，这些菌并不活泼，只固定在某处。小微博士又加大了放大的倍数，更细致地观察起了菌体——这是一种杆菌，菌体上也没有鞭毛和荚膜，小微博士拍摄了数张照片后便和赵秋雨驾驶着人体遨游器继续向前驶去。

到达肺部后，小微博士和赵秋雨紧皱着眉头看着患者的肺部，只见患者的肺部已经有所肿大，表面还覆盖了不少白色的脓样物质，其中还有大量的中性粒细胞浸润在肺部病变处周围，这一系列的变化正对应肺脓肿的症状。正在沈教授后头站着紧盯着屏幕的林翎看着不由得扶了扶眼镜，对沈教授说："沈教授，您再让小微博士去患者的血液里看看吧。"等小微博士驾驶着人体遨游器到患者的血管中，就看见血液中随着血流也有不少菌体在流动，赵秋雨对患者的血液又取了样。

沈教授看着屏幕，微叹气，说道："这个菌并没有明显的特征，仅靠人体遨游器这一趟探查，我们并不能判断出来病原菌是什么。等下我们会将脓液标本和血液标本送到实验室，并尽快检查，一旦有结果会第一时间打电话告知的。"此时，有一位年轻男子快步走进了急诊室，四处张望着似乎在寻找着什么人，看到患者后就一抹头上的汗快速向这边走来，走到近前看到患者虚弱的样子，眼睛一红，看着医生，着急地说道："医生，我是他儿子，我父亲怎么样了？"罗医生一边轻声安慰着，一边向患者家属询问他父亲的近况。

患者家属顿了顿,似乎突然间想起了什么,猛抬头,看着罗医生说道:"我父亲是动物园马匹饲养员,最近听他说起过那些马总是病恹恹,还逐渐消瘦下去。他起初还想会不会是季节更替吃坏了东西什么的,还去仔细观察了一下那马的粪便,也没发现什么异常。又过了几天,他发现那马的腿上有不少地方破皮流脓了,便急忙报告给了上级,还没等来兽医,我爸自己就先病倒了。"听到这里,正在和刚从人体遨游器出来的小微博士、赵秋雨激烈讨论的Ω实验室众人齐刷刷地转过头来,小微博士摸着鼻子反问道:"你是说你的父亲在发病前几日除了和病马接触,没有别的异常吗?"患者家属看着实验室众人,怔怔地点着头。林翎说道:"那患者患的这病便很有可能是由病马传染的一种人兽共患病菌,我们速去培养检测,这个患者也得隔离治疗。"

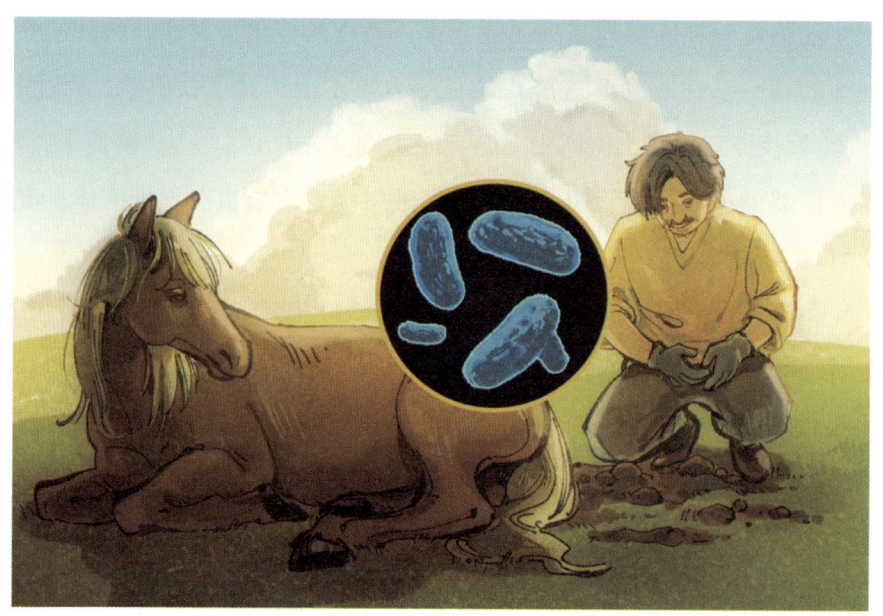

▲ 病马粪便中的鼻疽伯克霍尔德菌

最终将脓液样本接种在血平板上分离培养出菌落后,对菌落进行微生物测序,分析得出为鼻疽伯克霍尔德菌。罗医生在得知后,恍然大悟,说道:"竟然是它,这个鼻疽伯克霍尔德菌可以感染患者的皮肤、软组织、关节、骨头等各个地方,怪不得患者的眼睛都流脓了。"罗医生便去给患者挂上了对症抗生素美罗培南的盐水。事后,从患者那里得知,他在查看马的粪便和伤口时,图省事并没有佩戴口罩,也正是因为这个行为才导致病菌顺着患者的呼吸道侵入了患者体内,才受了这场罪。

康复后,患者特意去感谢 Ω 实验室众人,沈教授拍着患者的肩膀叮嘱道:"你还是幸运的,你要知道你感染的这个鼻疽伯克霍尔德菌曾经被列为生化武器[1],厉害着呢。而鼻疽病马又是这个病菌的头号传染源,所以啊,你以后日常工作的时候,口罩、手套是绝对不能少的,碰到病马也要及时喊兽医,可得记住了啊。"患者连连点头。

科学白话说

伯克霍尔德菌:是一种广泛存在于水、土壤、植物和人体中的革兰阴性细菌。1949年,美国的植物病理学家首次发现它可以引起洋葱茎腐烂,称为洋葱假单胞菌。1992年,该菌及其他6个属于rRNA群的假单胞菌正式被归为一个新属,即伯克霍尔德菌属。革兰阴性,直或微弯曲杆菌,单个或成对排列;有一根或数根端鞭毛,有动力,无芽孢。鼻疽伯克霍尔德菌无鞭毛,无动力。伯克霍尔德菌属内的大部分菌种分离自土壤、水和动植物中,只有少数几个种与人类感染相关,其中临床最多见的伯克霍尔德菌,通常指由7

---

[1] VAN ZANDT K E,GREER M T,GELHAUS H C. Glanders:An Overview of Infection in Humans [J]. Orphanet J Rare Dis,2013,8:131.

个基因型组成的洋葱伯克霍尔德菌复合群，属内还有假鼻疽伯克霍尔德菌、鼻疽伯克霍尔德菌等。鼻疽伯克霍尔德菌是鼻疽病的病原菌，假鼻疽伯克霍尔德菌是假鼻疽病的病原菌，均引起牲畜疾患，并主要流行于热带和亚热带地区。假鼻疽伯克霍尔德菌和鼻疽伯克霍尔德菌为潜在的生物恐怖细菌，易感染猫、狗和马等动物，人类可通过伤口、黏膜、呼吸道途径而感染。急性患者可有高热、衰竭等全身症状，病菌进入血流，可形成菌血症及内脏脓肿，最后常因脓毒血症死亡。❶

治疗：治疗分为强化阶段和根除阶段两个阶段，强化治疗阶段是静脉抗生素头孢他啶或美罗培南，广泛根除阶段包括口服甲氧苄啶-磺胺甲噁唑，可持续3~6个月，根据临床表现，可适当延长治疗时间。

鼻疽菌对多种抗生素具有天然的耐药性，同时其基因组变异迅速，能产生新的耐药特性，造成的感染极易复发，治疗困难。目前临床上对类鼻疽的耐药检测还未建立统一的检测指标和判断标准。

耐药机制：①外膜通透性屏障；②外排泵介导的外排；③抗生素靶突变等。外膜穿透屏障是抵御伯克霍尔德菌抗菌剂的第一道防线。大多数伯克氏菌含有一种修饰的脂多糖，会引起内在的多黏菌素耐药性。限制性孔蛋白有助于降低药物渗透。耐药结瘤细胞分裂家族的外排泵是伯克氏菌多药耐药的主要参与者，并且抗生素靶点的突变也会影响抗生素的作用。❷

---

❶ TAPIA D，SANCHEZ-VILLAMIL J I，TORRES A G. Emerging Role of Biologics for the Treatment of Melioidosis and Glanders [J]. Expert Opin Biol Ther，2019，19（12）：1319-1332.

❷ RHODES K A，SCHWEIZER H P. Antibiotic Resistance in Burkholderia Species [J]. Drug Resist Updat，2016，28：82-90.

24. 猪红斑丹毒丝菌——人兽共患菌

十二月，冬季如约而至，大地披上了一层洁白的纱衣，仿佛置身于童话世界中。早晨，小微博士开着车在上班的路上，漫天飞舞的雪花落在车前玻璃上，它们悠然自得，如诗如画，枯树映衬下，雪景更显静谧、纯净。小微博士不禁感叹：好美！一下就感受到冬天的浪漫了。

Ω实验室的急诊室还是一如既往地忙碌，小微博士来到医院刚换好衣服，救护车的声音就响起了，顾不上整理，小微博士就匆匆跑出去接患者。

"医生，你快看看我丈夫，他这是怎么了？"一个中年女子急切地对小微博士说着。

"患者生命体征正常，体温38.1℃，发冷汗，手部有伤口，出现特征性的隆起，紫红色，不形成水疱、发硬的斑丘疹，伴有瘙痒和灼热感。早上他爱人起床后发现患者发热，久叫不起，短暂失去意识。"小微博士了解大概情况后，立即对患者进行下一步检查。

小微博士快步走到患者身边，戴上手套，仔细观察手部伤口，发现伤口周围红肿境界不清，浸润深，化脓明显，就立即对患者的斑丘疹进行研磨，用拭子蘸取渗出物送去培养，并下了医嘱让护士抽血进行血培养。随后，小微博士立马奔向赵秋雨的实验室,"秋雨,你现在能赶紧调试仪器吗?有个患者病情严重,并且手部出现斑丘疹,怀疑微生物感染,需要人体遨游器检测病原体对症下药。"

赵秋雨比了个"OK"的手势,就立即转头调试设备。

在等待设备调试的间隙,小微博士对患者家属进行了情况的进一步了解,"这位太太,您先冷静,现在需要您回答我,您丈夫的手部伤口是怎么造成的?"小微博士用劝诫的语气对患者家属询问道。

女子带着哭腔说:"前几天我们受邀去火鸡场参观,那时快到圣诞节了,场长给我们送了火鸡,我丈夫抓火鸡的时候被火鸡啄伤了。我们当时没有重视,简单消毒后就以为没事了。没想到前两天伤口处就长了疹子,昨晚我丈夫还说伤口很痒,我们原本想今天来医院检查的,早上起床后叫不醒我丈夫,就拨打了120急救电话。"

"小微博士,设备已经调试好,可以进入患者体内了。"赵秋雨对小微博士说道。

小微博士点了点头,立马进入由胶囊运输船包裹的人体遨游器中。赵秋雨用缩小放大射线将胶囊运输船缩小后让患者服下。赵秋雨启动仪器,小微博士便操作着遨游器从血管一路向肝、肾等器官探索,大屏幕同步传回放大镜的影像,"肝组织无异常""肾组织无异常""血流通畅,无异常"。整个实验室回荡着小微博士传来的同步语音。小微博士不断在各个器官里探索着,希望能快点儿找到病因。

小微博士驾驶着遨游器向心脏驶去,穿过错综复杂的血管,映入眼帘的是怦怦跳动的心脏。小微博士驾驶着遨游器环绕心脏看了一圈,发现心脏的内膜似乎有炎症,小微博士赶紧拿出放大镜,仔细观察后发现确实是炎症,又马不停蹄地向手部伤口处驶去。进入手关节，小微博士发现关节的连接处也有炎症。进入伤口，伤口周围漂浮着细菌，小微博士拿出放大镜观察，"是革兰阳性、无荚膜、不形成芽孢、不活动的杆菌。另外患者有化脓性的关节炎，心内膜上也有炎症。患者有火鸡接触史，手部伤口出现特征性的隆起，紫红色，不形成水疱、发硬的斑丘疹，伴有瘙痒和灼热感……红斑丹毒丝菌！"小微博士认真复盘着患者的各个情况，说出了答案。

"红斑丹毒丝菌在自然界中广泛分布，可寄生在动物身上，是人兽共患病原菌，可引起丹毒和败血症，在火鸡和猪的感染比人更常见，人感染可以表现为弥漫性皮肤红斑、感染性心内膜炎。"小微博士总结着。

"秋雨，你呼叫林翊，我们需要慎重选择抗生素。"

"我来了。"林翊应声出现。

"在你刚进入遨游器时，我就立即呼叫了林翊，这就是默契。"赵秋雨骄傲地说道。

"干得好！秋雨。"小微博士笑了笑。

"阳性杆菌，在患者没有青霉素过敏的情况下，先用青霉素治疗，后续药敏结果出来后再结合实际情况更换抗生素。"林翊说道。

"患者青霉素过敏。"赵秋雨联网快速查找患者的过敏史和用药史后说道。

"青霉素过敏，那就用头孢菌素类抗生素，用三代头孢他啶吧。"林翊快速说出解决方案。

只见赵秋雨将头孢他啶抗生素装入抗生素B100发射器，按下发射按钮，发射器携带着头孢他啶击碎了红斑丹毒丝菌，小微博士也放心出舱了。

患者情况得到缓解，转入病房也进行了全面的入院检查。过了一天，分泌物的结果也出来了，确认是猪红斑丹毒丝菌，头孢他啶敏感，再结合外用的药膏涂抹在患者的手部伤口处，患者的精神也逐渐恢复了。

实验室的周会上，小微博士上台发言："近期我们实验室接收的患者中有不少是人兽共患病患者，譬如刚入院的猪红斑丹毒丝菌患者，前段时间的猪链球菌患者……深究原因，我发现患者对这一类病并没有意识到。我提议实验室对这一类人兽共患病进行宣传，让患者意识到人兽共患病有哪些，该如何预防，为人兽共患病的防治尽我们的一份微薄之力。"台下掌声雷动。

又是一个工作日，小微博士踏入实验室就看到墙面上的一份份宣传海报，心里泛起了涟漪。

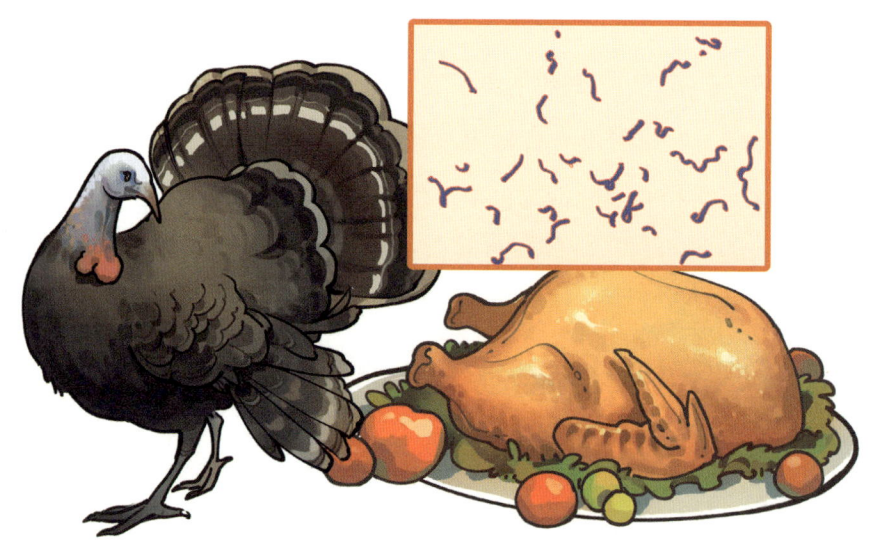

▲ 潜伏在火鸡身上的猪红斑丹毒丝菌

📝 科学白话说

治疗：目前大部分抗菌药物，如青霉素、头孢菌素类、红霉素和克林霉素等，对猪丹毒丝菌具有良好的抑菌活性，其中青霉素常用于猪红斑丹毒丝菌感染的治疗。对于青霉素过敏患者，可使用头孢菌素类作为替代药物。由于猪红斑丹毒丝菌可能对万古霉素天然耐药，而该药物经常经验性地用于治疗革兰阳性菌引起的心内膜炎，因此丹毒丝菌感染的早期诊断非常关键。

耐药机制：猪红斑丹毒丝菌对卡那霉素和磺胺类药物天然耐药，大部分菌株对万古霉素耐药，其耐药机制目前尚不清楚。[1][2]

---

[1] WANG Q, CHANG B J, RILEY T V. Erysipelothrix Rhusiopathiae [J]. Vet Microbiol. 2010, 140（3-4）: 405-417.

[2] TAKAHASHI T, SAWADA T, MURAMATSU M, et al. Antibiotic Resistance of Erysipelothrix Rhusiopathiae Strains Isolated from Pigs with Acute Septicemic Erysipelas [J]. Nihon Juigaku Zasshi, 1984, 46（6）: 921-923.

25. 猪链球菌——养猪户的天敌

盛夏，孩童欢快地拿着冰棍儿满院子跑，火辣的太阳透过树隙洒下零零星星的阳光，炎炎夏日，总是让人难耐不安。小微博士刚结束上午的诊疗就迫不及待地奔向休息室，打开冰箱，拿出一根冰棍儿，坐在摇椅上，望向窗外，脸上带着笑，不禁感叹道："啊，夏天就得吃冰冰凉的，舒服。"

伴着刺耳而急促的救护车声，救护车到达 Ω 实验室的急诊室，小微博士急匆匆地从休息室边跑边扎好头发，从救护员手中接过患者。她首先检查了患者的体温，发现温度已经高达38.2℃了，而且患者还一直冒着冷汗，肚子疼得都说不出话来了，这已经有腹泻的症状了。小微博士还发现患者的手指上有一处伤口，她立即对护士说："现在做血培养显然来不及了，患者情况紧急，你去咨询赵秋雨能否用人体遨游器查探病因。"一旁的护士立马奔向赵秋雨所在实验室。

同时，小微博士向一同前来的王哥询问情况，"我和患者都是养猪的，夏天气温高，熊哥这人又懒，猪粪老是不处理，味道都从村头飘到村尾了，中午的时候，我实在受不了了，就到熊哥养猪场找他。敲半天门，都没人答应，我都打算走了，结果看见熊哥捂着肚子跟跟跄跄地出来。我上前一看，他捂着肚子就要晕倒了，我赶紧带他上这儿来了。"

小微博士大概了解情况后，立即下了医嘱，并用拭子在患者的伤口处取样，送往微生物实验室进行培养，接着抽血做血常规和超敏C蛋白反应，以确定是否有炎症。做血培养是否有血流感染，做粪便常规看粪便症状是否正常。

不一会儿，赵秋雨便调试好设备，小微博士连忙推着患者赶往实验室。沈教授和林翊听闻有疑难杂症的患者后，也放下手上的实验赶往赵秋雨的实验室。

"患者熊哥，养猪场老板，体温38.2℃，半小时前腹痛晕倒后，由救护车送来我们医院，冒冷汗，同时挤压腹部有疼痛感，有腹泻症状，手指上有一处伤口，怀疑血流感染，申请用人体遨游器查探体内情况。"小微博士向沈教授及一旁的赵秋雨和张慕慕教授说明，沈教授同意了小微博士的申请，并由小微博士和张慕慕教授一起进入人体遨游器。

小微博士和张慕慕教授一起坐进人体遨游器，向赵秋雨比了"OK"的手势。赵秋雨操作关舱按钮，随着缩小射线的一阵强光，人体遨游器被装进了胶囊运输船，并把缩小的胶囊运输船让患者服下。小微博士驾驶着人体遨游器首先进入肠道，显示屏上同步传来了人体遨游器前微型摄像头拍摄的体内情况，"肠道里并没有什么东西，应该是腹泻之后全都从肠道排出体外了。"小微博士紧皱眉头地解释道。沈教授立马回应："先别急，你不是说手指有伤口吗？先去伤口处看看，说不定会有收获。"小微博士立即驾驶人体遨游器驶向手指伤口处，"伤口处有卵圆形的球菌，有单个，也有双个排列，那这很有可能是……""链球菌！"张慕慕教授和小微博士同时脱口而出。

沈教授思索了一番，眼前浮现出"养猪场"三个字，"猪链球菌！小微，你去血流中看看有没有这种菌。"

小微博士收到指示后，又驾驶着人体遨游器进入血管，果然发现血流中也有一小串一小串的链球菌，又驶向肝脏，发现肝脏已经有炎症了。沈教授说道："猪链球菌是一种人兽共患的急性传染病，主要通过伤口感染，可导致严重的人类感染，如脑膜炎、败血症、心内膜炎、肺炎、关节炎，甚至链球菌中毒性休克综合征。血清型2型是感染人类的猪链球菌中最常见的类型。患者经营养猪场，手指上有伤口，这是感染了猪链球菌，可以引起腹泻、发热等，这跟患者的症状都对上了。"

一旁的林翎迅速反应道："既然确定是猪链球菌，该菌的首选药是青霉素，可以立即发射青霉素导弹，缓解病人症状。"沈教授不禁满意地点了点头，赵秋雨立刻把青霉素装载到抗生素B100发射器上，操作一番后，发射器携带的抗生素击碎了链球菌，患者的脸色也好转起来了，大家也不禁松了一口气，同时将患者转入病房，等待最终的微生物检查结果。

果然没过多久，血流培养就报阳了，经过培养鉴定，确定了就是猪链球菌。同时血清学结果也出来了，确实是常见的血清学2型的猪链球菌。小微博士不禁又一次感叹沈教授的博学。

科学白话说

治疗：猪链球菌对大环内酯类、林可酰胺类和四环素类的耐药率非常高，β-内酰胺类（如青霉素、氨苄西林、头孢曲松、头孢噻肟）仍然是有效的药物，可单独使用或联合其他药物如氨基糖苷类（庆大霉素）、氟喹诺酮类

（左氧氟沙星、环丙沙星）、万古霉素和多西环素等使用。❶

耐药机制：猪链球菌的基因组具有很强的可塑性，其特征是频繁的基因转移。因此，猪链球菌可以快速获得多重耐药性。猪链球菌对 β-内酰胺类、大环内酯类、林可酰胺类、四环素类、酰胺醇类、氨基糖苷类、氟喹诺酮类，甚至糖肽类和噁唑烷酮类等几乎所有种类抗生素均可产生耐药性，其耐药机制也多种多样，包括药物结合靶点突变或化学修饰、抗生素的化学修饰或外排作用及核糖体保护等。❷

---

❶ URUÉN C，GARCÍA C，FRAILE L，et al. How Streptococcus Suis Escapes Antibiotic Treatments [J]. Vet Res，2022，53（1）：91.

❷ RAYANAKORN A，KATIP W，GOH B H，et al. Clinical Manifestations and Risk Factors of Streptococcus Suis Mortality Among Northern Thai Population：Retrospective 13-year Cohort Study [J]. Infect Drug Resist，2019，12：3955-3965.

26. 人兽共患的 Q 热

"最近腰有点儿痛啊。"沈教授伸了伸腰,注意到小微博士在看报道。

"这是澳大利亚野山羊泛滥成灾的报道,这事儿好像每隔几年就会重新出现一次。每次面对这种自然生态相关的事,总是感觉到人类是那么渺小。"沈教授摇摇头说道。

"是呀,沈教授,不过我们国家应该不会出现山羊泛滥成灾吧,哈哈。"小微博士偷偷笑道。

"我们国家的牧牛人可厉害着呢……"赵秋雨补充道。实验室一片欢声笑语。

突然 Ω 实验室的警报声响起,果然有患者被轮椅推着进入实验室:这是一位40多岁的中年男子,自述是牧羊人,在我市郊区圈养了上百只山羊。最近天气热,蚊虫非常多,虽然已经全副武装,但还是无法避免被蚊虫叮咬。上个月出现了腰痛伴低热的情况,近一周来,腰痛逐渐加重,伴右下肢放射痛,在人民医院做了各种病原体检查,包括细菌真菌培养、布病、Q 热血清学都均为阴性,近3天肝功能也开始出现异常,经验性用的莫西沙星和头孢哌酮/舒巴坦效果不佳,改为亚胺培南也未能把体温降下来。人民医院的负责医生跟沈教授交流道:"按照患者病史和临床表型,我们极度怀疑是Q热,但血清学检测是阴性的,所以我们把患者样本送 mNGS 检测了,结果应该马上就回来了。在这之前,想让 Ω 实验室这边收集点 Q 热的信息,包括 Q 热的病原体(贝纳柯克斯体,俗称 Q 热立克次体,但贝纳柯克斯体已从立克次体目归入军团菌目,为柯克斯体科中柯克斯体属的 1 个种)是如何侵袭人体的,人体细胞又是如何工作的,你们收集好一手资料后,就马上着手治疗。"

沈教授和小微博士点点头,进入人体遨游器,通过缩小放大射线后,从患者被蚊虫叮咬的伤口进入。张慕慕教授则在外面大屏收集一手资料。

沈教授和小微博士先去看了患者被咬的伤口处,能看到内皮细胞的细胞质内形成了一些微小的集落,用透视放大镜放大后看到短杆状或球杆状的病原体,无鞭毛和荚膜,长约 0.4~1.0 μm,宽 0.2~0.4 μm,呈对排列或成堆状,果然是贝纳柯克斯体,寄生在内皮细胞导致了伤口局部的红肿热痛。还有一部分贝纳柯克斯体已经被人体单核——巨噬细胞(白细胞的一种)吞噬,但是狡猾的贝纳柯克斯体不仅没被巨噬细胞吞噬而亡,还在单核-巨噬细胞内繁殖,并进化出多种干扰宿主细胞凋亡的机制,通过控制细胞凋亡促进自身在细胞间的传播,进入血液中形成柯克斯体血症,运输至全身感染其他部位,波及了小血管及心、肝、肺、肾等脏器,引起病变。

"实在是狡猾啊。"小微博士跟沈教授乘坐人体遨游器从病人伤口处出来。

"对啊,所以还是得使用抗生素武器杀灭它。秋雨,麻烦你帮忙准备一下多西环素导弹到人体遨游器的 B100 抗生素发射器上,我们再进去一趟,把贝纳柯克斯体消灭掉。"

"好的,沈教授,稍等一下。"赵秋雨帮忙负责加载抗生素导弹,同时,责任医生收到了 mNGS 的检测结果,显示感染贝纳柯克斯体。

小微博士和沈教授再次乘坐装载了多西环素导弹的人体遨游器进入患者体内，将贝纳柯克斯体都消灭，患者逐渐好转，总算完美解决了这一事件。同时，小微博士还叮嘱患者："对于Q热，还是有一些预防措施的，如定期用化学杀虫剂灭虫灭蚊；工作时穿防护服，避免被叮咬；对病畜的排泄物和畜圈场地用含漂白粉或生石灰喷洒消毒，以及接种疫苗等。"

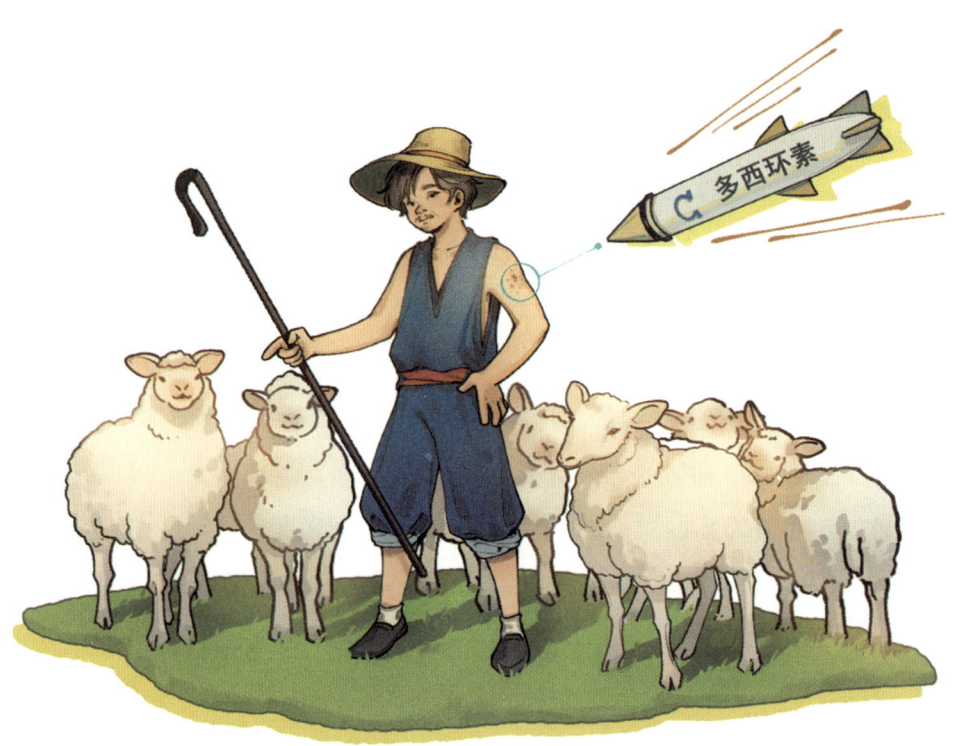

▲ 多西环素治疗贝纳柯克斯体

📖 科学白话说

Q热：由贝纳柯克斯体引起，分为急性和慢性两种形式。急性疾病表现为发热、头痛和肌肉疼痛，通常是自限性的；慢性疾病通常表现为心内膜炎，可能危及生命。急性疾病的常规治疗是使用两周的多西环素；而慢性疾病则需要多西环素与羟氯喹联合使用，疗程为18~24个月。对于孕妇、幼儿和不能耐受多西环素的患者，将采用替代治疗方法。多西环素耐药性很少见，但已有报道。目前推荐的替代治疗方法包括复方新诺明，但喹诺酮、利福平和新型大环内酯类药物可能也有作用。尽管对多西环素的耐药性似乎不是常见现象，但确实存在多西环素耐药分离株，耐药机制尚不清楚。❶

---

❶ KERSH G J. Antimicrobial Therapies for Q Fever[J]. Expert Rev Anti Infect Ther，2013，11（11）：1207-14.

27. 小心那只猫——弓形虫的感染

"喵呜……喵呜……"小区花坛旁的树荫下一位看上去四五个月的孕妇正在喂这只可爱的流浪猫。只见这只猫圆圆的小脑袋上顶着一对毛茸茸的耳朵，大大的眼睛细看就像晶莹剔透的绿宝石，左眼上点缀着黄色的斑点，为通体雪白的毛发增加了一抹色彩，左右摇摆的小尾巴。"媳妇，又在喂小猫咪，不是和你说过了，现在有孕在身，做啥都要小心，小猫咪们以后就由我来喂吧。"孕妇笑着回答道："知道了，还别说，这两天也不知道是不是着凉了，总是感觉很疲劳，测量体温又没有发热，但是咽喉部和四肢肌肉都有疼痛感。"男子一听，瞬间紧张起来，道："这怎么行，一定要好好检查检查，现在你也不能随便吃感冒药。听说市郊那家Ω实验室，解决过好几个疑难杂症，都夸他们很厉害，技术设备很先进，我们可以去咨询一下，做个全面检查。"

前台医务人员对小夫妻的信息进行询问并详细记录：李女士，28岁，××中学老师，孕18周，孕期反应轻，体温正常，两天前开始感觉疲劳，有咽喉部和肌肉疼痛，未使用任何药物。虽然护士觉得年轻夫妇可能是紧张过度了，但还是联系了当值的张慕慕教授。张慕慕教授看了孕妇的基本情况，也是紧皱眉头，说："从你们的叙述中还暂时看不出是哪方面原因，考虑到现在是怀孕中期，我们也要引起重视，尽量避免含放射性核素的检查，先做个血液检测吧。"

张慕慕教授刚拿到血检报告就和迎面走来的小微博士碰个正着，小微博士问道："什么事情让我美丽的慕慕姐眉头紧锁啊。"张慕慕教授和凑过来的小微博士一起看化验单并说了这个孕妇的基本情况，"血象表现为非典型淋巴细胞增多，与传染性单核细胞增多症类似。我刚才查体时还发现孕妇的颈部、锁骨上、腋下和腹股沟淋巴结都有轻微的肿大，我怀疑是……"还不等张慕慕教授说完，小微博士和她齐声道："弓形虫感染。"张慕慕教授继续说道："是的，弓形虫感染的潜伏期在5~18天。大多数（>90%）感染弓形虫的孕妇没有明显的体征和症状，疾病呈自限性；仅一小部分可出现临床症状，通常表现为流感样症状（低热、不适、淋巴结肿大、咽喉部和肌肉疼痛等），症状轻微，诊断时易与其他疾病混淆。孕妇在不同时期感染弓形虫，对胎儿的影响也各不相同。孕前感染一般不会传染给胎儿；孕期的前三个月内感染，由于此阶段是胎儿发育的关键时间，引起的后果往往比较严重，胎儿容易出现脑积水、小脑畸形和脊柱裂等，易导致流产、早产或死产，并增加妊娠的并发症；孕期的中期感染，胎儿多数表现为隐性感染，有的出生后数月或者数年才出现淋巴结肿大、肝脾肿大、脑炎、视力突然下降等弓形虫感染症状；怀孕后期感染，婴儿智力发育障碍，脉络膜炎等弓形虫感染所造成的损伤多数相对较轻。怀孕早、中、晚期垂直传播发生率分别为10%~15%、25%和>60%，可以说胎儿感染是孕周越小，则病情越重。❶受到感染而存活的胎儿常常会有先天性弓形虫病"四联症"（小头畸形、脑积水、脑组织钙化病灶、视网膜炎）的表现。

---

❶ 夏伟，刘兴会．妊娠期弓形虫感染诊断与处理[J]．实用妇产科杂志，2018，34（12）：8-10.

小微博士一听，说道："这可不是闹着玩儿的，我们需要尽快确定下来并采取相应措施。不如启动人体遨游器吧。"张慕慕教授安排道："好，我去通知秋雨，小微你做一下准备，这次还是由你进入体内查看，我负责在外指挥和关注孕妇的实时情况。"小微博士立即开始准备："好的，没问题，放心交给我吧。"几个人犹如进入战斗状态，动作都有条不紊且快速地进行。赵秋雨完成设备调试，一切准备就绪，小微博士进入人体遨游器，启动缩小射线，随着人体遨游器的不断缩小，小微博士的视角下外部世界的一切都仿佛像灌注了空气似的迅速膨胀。第一次缩小完成，人体遨游器变成了玩具模型，然后将人体遨游器转移到胶囊运输船中。随着第二次缩小，胶囊运输船变成胶囊，里面的人体遨游器已经小到肉眼无法看清，缩小百万倍达到差不多是细菌的大小。监视屏前的张慕慕教授观察着病床上的孕妇，看着孕妇吞下胶囊运输船。

小微博士开始了此次神奇的微观世界之旅。张慕慕教授远程控制胶囊运输船进入人体之后，监视屏转换至人体遨游器视角，跟随小微博士来到本次行程的第一站——颈部淋巴结。随着人体遨游器的接近，我们可以看到纵横交错的网状细胞有明显的增生。张慕慕教授看着监视屏说道："我们可以看到炎症反应特征明显，滤泡高度增生，生发中心的边缘细胞胞浆呈嗜酸性变，组织巨噬细胞也发生不规则聚集。但是淋巴结中暂无典型肉芽肿形成。淋巴结是获得性弓形虫病最常侵犯的部位。小微，可以去肠腔看看。弓形虫的卵囊、包囊或假包囊被中间宿主或终宿主吞食后，在肠腔内会分别释放出子孢子、缓殖子或速殖子，虫体可直接或经淋巴和血液侵入到肠外组织或器官的各种有核细胞内，也可通过吞噬细胞和吞噬作用进入细胞内。虫体主要在胞质内，也可在胞核内进行分裂繁殖。需要仔细扫描检查。"人体遨游器通过血管随着血流向肠腔出发。在监视屏中，随着扫描器的不断旋转，小微博士记录和拍下遇到的画面。在细胞内、外出现许多似香蕉形、似新月形的物体，长3.5~6.5μm，宽1.5~3.5μm，一端尖，另一端钝圆。经过透视放大镜观察，可发现其体表由内、外两层膜组成。内膜前端形成极环，由极环发出22条膜下微纤，向后纵行几达虫体全长。极环围绕一圆锥样类锥体。类锥体内含8~10个棒状体。虫体内还有线粒体、高尔基复合体、内质网、核糖体和微孔等亚细胞结构。这就是典型的弓形虫的滋养体形态。

"好了，确定病原体，让检验科加做的血清弓形虫IgM抗体检查结果也显示为阳性，我们马上进行下一步治疗，不能再耽误下去了。"看到小微博士安全退出孕妇体内，张慕慕教授立即采取治疗措施，"孕妇确诊为初次感染，应立即服用螺旋霉素，螺旋霉素安全、毒副作用小，口服吸收能力强，组织中浓度高，排泄缓慢。常规需对胎儿进行羊膜穿刺和超声检查，若证明胎儿发生感染，孕妇则立即改为乙胺嘧啶、磺胺嘧啶与螺旋霉素交替应用。要是发现胎儿有明显异常，父母可考虑终止妊娠。如果IgG抗体阳性，表示既往的感染，没有什么意义。不幸中的万幸，根据人体遨游器反馈的情况此次胎儿未受到感染。"

张慕慕教授把此次案例整理归档并上传给沈教授，还加入了自己的见解和想法。沈教授看后召集Ω实验室成员开会讨论，决定开展一期宣传教育。临床工作者应重视弓形虫母婴传播带来的疾病负担，宣传预防弓形虫感染，及时发现高危人群，并对筛查阳性患者给予进一步的专业诊治，更好地为社会服务。

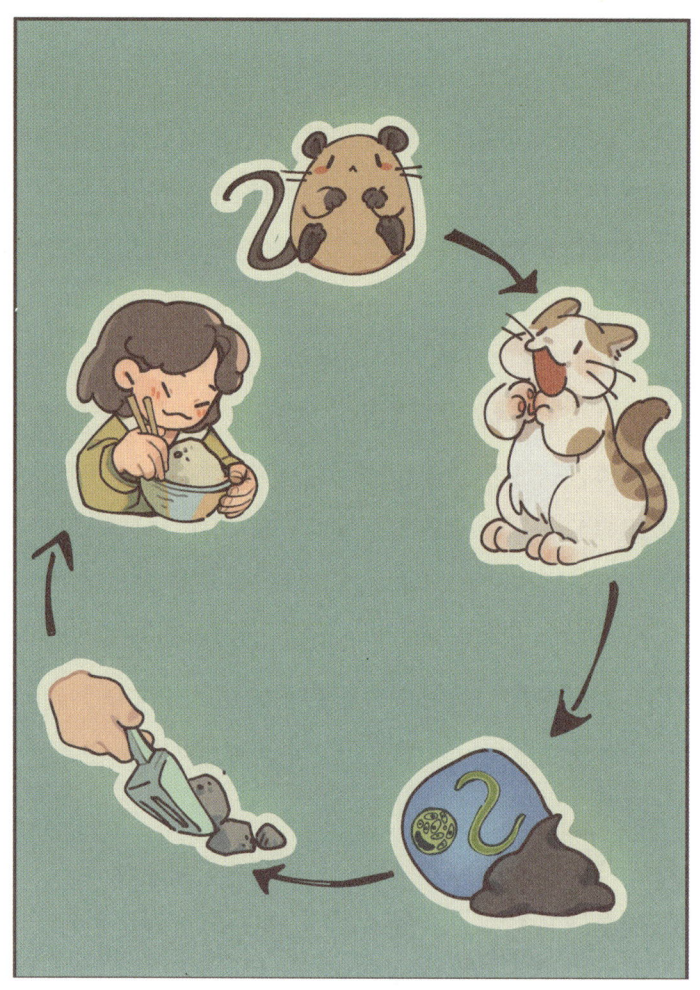

▲ 弓形虫的传播途径

✎ 科学白话说

弓形虫：属于原生生物界、顶复门、球虫纲、球虫目、肉孢子虫科、弓形体属，又称刚地弓形虫。是一种外形像新月牙的虫子，可以侵入人体的中枢神经系统。瑞氏或姬氏染色镜检可找到滋养体或包囊。

致病机制：先天性弓形虫病主要发生在妊娠期初次感染的孕妇胎儿，可引起流产、死胎或畸形，胎儿正常发育亦会有早产或出生数月至数年后逐渐出现症状，如视网膜脉络膜炎、视力障碍、癫痫、精神发育障碍，存活者多留有后遗症。获得性弓形虫病表现复杂，与人体免疫功能状态有关。以颈部和腋窝淋巴结最常受累，偶见肺炎、胸膜炎、心肌炎、心包炎、肝炎、视网膜脉络膜炎、中枢神经系统或消化道受累等。

检测技术：主要分为三种，病原学诊断（直接镜检或组织切片染色、动物接种分离法和细胞培养法）、免疫学诊断（染料试验、间接血凝试验、间接免疫荧光抗体试验和酶联免疫吸附试验检测抗原抗体）及分子诊断（PCR技术及核酸杂交技术）。

治疗和耐药机制：针对活动期感染的乙胺嘧啶和磺胺嘧啶联合疗法是目前治疗弓形虫病的金标准，但失败率仍然很高。虽然还有其他治疗方案，包括嘧霉胺联合克林霉素、阿托伐醌、克拉霉素或阿奇霉素，或单用三甲氧苄啶-磺胺甲噁唑或阿托伐醌，但没有发现任何一种方案优于乙胺嘧啶和磺胺嘧啶联合疗法，也没有发现任何一种方案对潜伏期感染有积极作用。多项研究表明，在妊娠期对弓形虫感染进行系统筛查，然后用螺旋霉素治疗急性母体感染，用硫酸吡咯烷酮治疗已确诊的胎儿感染，可有效预防垂直传播，并将先天性弓形虫病的严重程度降至最低。❶弓形虫中二氢叶酸还原酶-胸苷酸合成酶的单点突变,可导致其对乙胺嘧啶产生耐药性。阿托伐醌通过与细胞色素b的Qo结构域结合,靶向弓形虫CYT bc1,从而使其对阿托伐醌产生抗药性。已发现M129L和I254L突变与弓形虫对阿托伐醌的耐药性有关。不同药物的耐药基本都是由不同基因/蛋白的突变导致。❷

---

❶ DUNAY L R, GAJUREL K, DHAKAL R, et al. Treatment of Toxoplasmosis: Historical Perspective, Animal Models, and Current Clinical Practice [J]. Clin Microbiol Rev, 2018, 31(4): e00057-17.

❷ MONTAZERI M, MEHRZADI S, SHARIF M, et al. Drug Resistance in Toxoplasma Gondii [J]. Front Microbiol, 2018, 9: 2587.

28. 人兽共患病之——猴痘

阳光裹袭着暖风，初夏的六月气温宜人。在Ω实验室的二楼阳台，沈教授坐在椅子上享受着下午的舒适时光，房间内的小微博士端着两杯咖啡走来，对沈教授说道："这么阳光明媚、微风徐徐的日子可是最适合出行的啊。""对啊，我们也难得这么悠闲。"沈教授接过小微博士递来的咖啡不由得感叹道。

也不知道是不是应验沈教授的话，在沈教授说完没一会儿，远方传来了"嘀嘟、滴嘟"的救护车声，二人相视一下，朝阳台外望去，看见一辆救护车正向Ω实验室疾驰而来，放下手中的咖啡，二人便匆匆跑下楼去。

"患者现在是什么情况？"实验室门口，一路跑来的小微博士正喘着气一脸焦急地询问车旁负责的医护人员，说着就转头看向了救护车内患者。这一看，小微博士下意识往后退了一步，只见患者面部、手臂及腿上出现了大量的皮疹。

身穿隔离服的医护人员迅速将患者转移到治疗室，做好相应防护措施后，负责医生初步介绍了患者情况：患者姓郑，体温39.0℃，四天前开始发热，并伴有乏力、剧烈头痛、浑身酸痛等症状。今早口腔内开始出现皮疹，然后出现在面部、手臂和腿上。

在简单地了解后，张慕慕教授已全副武装地进入治疗室对患者进行进一步检查，发现患者淋巴结肿大，皮疹已经出现在躯干、手掌及脚掌上，呈离心性分布。随即脑子里迅速闪过了一系列出疹性疾病：水痘、麻疹、天花、带状疱疹、梅毒等。

张慕慕教授一边思考，一边排除，考虑该患者可能的情况：水痘皮疹呈向心性分布，同一部位可见各期皮疹，不是；麻疹也会出现发热、皮疹及淋巴结肿大的症状，但其皮疹是由耳后发疹，沿头、颈、躯干及四肢，最后达手掌、足底，过程呈顺序性发生的，也不是。想着病因的张慕慕教授不由得轻蹙眉头。

小微博士看着眉头微皱的张慕慕教授，发现事情没有想象中那么简单，一旁的赵秋雨也发现了神情严肃的张慕慕教授，随即想到了沈教授最新研发的仪器，便出声："慕慕教授，沈教授这边新发明了一种透视放大镜，一扫即可透过物体表面看清楚其内部结构，这对该患者皮肤皮损处的疱疹可能会有用。"

"好，那先用透视放大镜看看到底是什么病原体在作怪！"随即张慕慕教授便点了点头应声道。赵秋雨随即转身脱下隔离衣大步朝平常存放设备的人体遨游器走去，很快在一堆精密仪器中找到了透视放大镜，小心翼翼地擦拭后便用盒子装好带回了治疗室。

这边赵秋雨回到了治疗室内，利落地将透视放大镜调到电镜模式便对着患者的皮疹处一照，通过显示器，大家发现在透视放大镜的照射下可以看到受感染表皮细胞的细胞质内含有大量呈砖形的病毒颗粒。

"正痘病毒颗粒！"小微博士看着显示屏上的呈砖型的病毒便得心应手地给大家讲解道。"这是一种一线状双链DNA病毒，个头较大，结构相对复杂。病毒外面被外膜包围，病毒粒子内部有一个哑铃型的核心的病毒。"大家听到小微博士给出的解说，初步确定了患者属于正痘病毒感染，紧皱的眉头也有了些许松动。

而一旁的张慕慕教授知道了患者属于正痘病毒感染后，盯着显示屏，脑中快速闪过，"天花，天花属于正痘病毒，且也会出现发热、无力、全身疱疹等症状。""不，不对。虽然患者的症状和天花很相似，前驱症状均为发热、全身不适，而后全身疱疹。但淋巴结肿大，体温没有超过40℃，这点又与天花相悖。"沈教授帮着分析。忽然张慕慕教授眼前一亮："猴痘病毒！"

这时，刚做好实验得知消息的林翎进入治疗室，就听到了张慕慕教授的判断，很快出声道："慕慕教授，很有可能就是猴痘病毒！我刚在外面从郑先生家属那边得知，郑先生五天前刚从北非回来，还接触过土拨鼠等啮齿类动物。回国后就开始发烧，出现无力、酸痛等症状。我也高度怀疑是猴痘病毒感染。"

从林翎那儿得到了患者的进一步相关信息，张慕慕教授点了点头，为了进一步确定刚刚的判断，她说："林翎，我这边马上送检患者标本，你帮患者标本做个靶向PCR，然后做个培养看看是否阳性。"说着张慕慕教授便戴好手套对患者进行局部消毒，面色冷静淡然，没有半分迟疑，用锋利的手术刀划开疱疹表面，随即脓状疱液顺着刀口处流出。张教授马上采集了疱液装入不同的无菌容器中，并对该处进行了包扎处理。

"好！"林翎应声后，也很快消毒后接过标本放置于干冰桶中马上带去检验科。

一到检验科，林翎马上就对患者标本做了PCR实验和病毒培养。PCR检测显示郑先生猴痘病毒DNA呈阳性反应。先得到PCR结果的林翎轻轻呼出一口气，镜片后的眼睛深邃而又明亮。

"慕慕教授，PCR结果出来了，患者DNA结果确定就是猴痘病毒造成感染！"

"太好了！知道了病原体接下来就好办了！"得到结果的众人也不由得松了一口气。

这时张慕慕教授又想到了什么，询问赵秋雨："秋雨，目前临床上没有专门针对猴痘病毒的特效药，你那边有什么新的成果吗？"

听到问话的赵秋雨一愣，忙说："慕慕教授，针对猴痘的特效武器我也还在研制中，会尽快加油的。"一旁的林翎接话道："抗天花病毒药物如替韦立马（ST-246）、布林西多福韦（CMX001），被初步证明在猴痘治疗中具有潜在疗效，可以用来控制猴痘病毒的暴发。ST-246可以阻断病毒从细胞中的释放，并已显示出对多种正痘病毒（包括天花病毒）具有一定的抑制效果。"

"好，那先给患者用上替韦立马，然后隔离观察。""小微，你跟门口家属说一声，这几天也要做到自我隔离，注意观察是否也有猴痘的相应症状。"张教授有条不紊地安排下去。

两日后，检验科的培养结果也出来了，进一步证实了患者属于猴痘病毒感染。而患者身上所有的疱疹也结痂脱落，不具备传染性后安排回家休息。走之前患者找到了各位教授并向他们表示感谢，沈教授在得知下半年患者还会回到北非工作，不由得嘱咐道："你要注意避免接触野生动物，注意好好休息啊。"

在患者离开Ω实验室后，大家脸上都露出了如释重负的笑容。

"这次猴痘病毒迷惑性可真多啊，初见时还吓我一跳，我当时第一反应以为已经灭绝的天花又重现呢！"小微博士摸了摸鼻子不由得出声。"哈哈，小微，你放心吧，在20世纪中叶全球接种了牛痘疫苗，已全面消灭了天花病毒。这也是世界范围内人类消灭的第一个传染病。"沈教授笑了笑。

"说到天花，清代的康熙皇帝也得了天花，那时候的医疗条件能治疗好天花真是让人敬佩啊。"这时赵秋雨穿着一身帅气的军工装迈着步子走了过来。"是啊，我们现在有这么先进的医疗设备和医疗条件，那就更要努力去攻克那些疑难杂症啊！"沈教授朝着赵秋雨点了点头。

"是的，我也要更努力才行！"赵秋雨不由得握紧了拳头，眼神充满了坚定。

科学白话说

猴痘病毒：2022年9月，我国报告首例猴痘输入病例。2023年6月以来，我国多个省份先后报告多例猴痘病例。2023年7月26日，中国疾控中心同国家卫生健康委制定并印发了《猴痘防控方案》。该方案指出，各地发现猴痘疑似病例和确诊病例应当及时转运至医疗机构进行隔离治疗，如临床症状明显好转，病变部位已结痂，可转为居家隔离治疗，直至皮疹结痂自然脱落，解除居家隔离。一项研究显示，13%的猴痘患者需要住院治疗，迫切需要有效的抗病毒治疗方法，而抗天花病毒药物如替韦立马（ST-246）、布林西多福韦（CMX001）被初步证明在猴痘治疗中具有潜在疗效。其中替韦立马抗病毒的作用靶点是正痘病毒蛋白VP37，该蛋白对于细胞内病毒成熟有着至关重要的作用。[1] 布林西多福韦在细胞内转化为活性形式西多福韦二磷酸，其

---

[1] YANG G，PEVEAR D C，DAVIES M H，et al. An Orally Bioavailable Antipoxvirus Sompound（ST-246）Inhibits Extracellular Virus Formation and Protects Mice from Lethal Orthopoxvirus Challenge [J]. J Virol，2005，79（20）：13139-13149.

对DNA合成的抑制作用导致病毒DNA结构异常，使其无法被包装成病毒颗粒。❶然而替韦立马和布林西多福韦在猴痘治疗中的疗效尚不能得出明确结论，因此，开发新的针对猴痘的抗病毒药物是必要的，目前核苷类似物抑制剂因具有抗痘病毒活性而被广泛研究。

治疗： 目前尚未批准用于治疗猴痘病毒的药物，实验性的药物是ST-246，NDA聚合酶抑制剂西多福韦及口服制剂衍生物CMX-001，目前正在研究被用于治疗。

---

❶ JESUS D M，COSTA L T，GONÇALVES D L，et al. Cidofovir Inhibits Genome Encapsidation and Affects Morphogenesis During the Replication of Vaccinia Virus [J]. J Virol，2009，83（22）：11477-11490.

29. 闻风丧胆的狂犬病毒

盛夏的晚上，没有一丝风，聒噪的蝉鸣仿佛也在控诉着夏天的闷热。Ω实验室外空无一人，实验楼内却是灯火通明的另一番热闹景象。

实验室大厅里有孩子在哭，还有满脸焦急的老师，上前一了解才知道事情始末。今年夏令营活动亲近大自然之庄园旅，山里的庄园里有马、牛、羊、鸡等，在城里长大的孩子们兴奋得不知所以。到了晚上，生活老师却意外发现两个孩子身上有一排牙印，似有血丝，询问才知道白天在庄园里玩的时候有一条大黄狗跑进来，十几个孩子和大狗玩了好一会儿，大概是那个时候留下的，但是孩子们并没有很大的反应，也并不记得被狗咬过。老师们赶紧联系车队将孩子们送下山，在医院急救室做了简单的处理。急救室医生提醒：如果狗真的携带狂犬病毒，那么它的唾液里也会有大量病毒，每个孩子都要排查。于是便联系了沈教授，想确定孩子们是否被感染。接到通知，小微博士和赵秋雨做好人体遨游器的准备工作，以便更快地进入孩子体内，同时将狂犬病毒疫苗装载在人体遨游器内，发现病毒后直接靶向消灭。

一切准备就绪，张慕慕教授建议赵秋雨将人体遨游器缩小到最小直接通过暴露的皮肤黏膜进入人体，这也将是人体遨游器的又一创举。赵秋雨也不禁感慨：这是实验室又一挑战，如果挑战成功，人体遨游器将有更广阔的前景。赵秋雨一脸严肃,一边与时间赛跑,另一边摸索着进入人体受伤部位的深部。终于,在不懈地努力下,人体遨游器进入了深部组织。沈教授也来到了现场,张慕慕教授立即指挥人体遨游器进入肌细胞,因为狂犬病毒最先侵犯的是肌细胞,狂犬病毒会模拟信号因子骗过肌细胞,从而"鸠占鹊巢",利用肌细胞的营养物质进行自我复制。不多时,沈教授通过摄像头看到了一个个圆头钝尾,酷似子弹形状,除扁平面外其他各面覆盖了像钉子一样的小纤突。❶此刻,在场的所有研究人员都有了自己的判断,是狂犬病毒。狡猾的狂犬病毒一边肆无忌惮地进行着自我复制,一边以缓慢的速度向大脑移动。赵秋雨坚持往前走走看狂犬病毒走到了哪里,果然狂犬病毒已经走到了脊神经。在这里,狂犬病毒就像走上了高速公路,通过电化学信号正在快速地向大脑移动。人体遨游器走到了血脑屏障,在这里被堵住了去路,但幸运的是这里目前并没有看到狡猾的狂犬病毒,否则不堪设想。小微博士在沈教授的指挥下将狂犬病毒疫苗留在最有效的部位—肌细胞,随机向外界发出撤退的信号。人体遨游器退出人体后,慢慢变大,紧接着,自我消毒整修立马进入下一个孩子体内。如此反复,一天下来,终于把十几个孩子排查完了,所有的在场人员也松了一口气。

正当大家把一切安顿好后,一声声狗叫又让大家注意到实验室后门角落的狗笼里圈着那只大黄狗。是的,就是庄园里跑来的那个不速之客。小微博士申请了大剂量抗狂犬病免疫球蛋白,在相关兽医人员的帮助下立马注射到狗狗体内,希望能挽救狗狗的生命,赵秋雨也加入了其中。调试好人体遨游器,开启了无人驾驶模式进入大狗体内。赵秋雨选择了从脊神经进入大脑,一路上看到了被欺骗的肌细胞为大量的狂犬病毒提供能量,随后又被无情丢

---

❶ 杜阳一. 狂犬病毒糖蛋白综述 [J]. 生物技术世界,2016(3):198.

弃；还有本来对抗病毒的细胞毒性T淋巴细胞，一个个在伪装下被迫自行了断；还有被奴役的动力蛋白傻傻地运输着狂犬病毒……两人看此情景不禁打了寒战，随着遨游器的深入，进入狗的脑干，这里已经彻底沦为狂犬病毒的美食天堂，它们虽然没有伤害狗的脑实质细胞，但是它们贪婪地吞噬着中枢神经，扰乱了大脑的神经系统，使大狗异常敏感。随着病毒的深入，中枢系统已经崩溃，大黄狗已经精神错乱并出现幻觉，再细看就会发现这群狂犬病毒似乎有着统一指令，在吞噬完大脑后，又沿着神经系统传遍身体的每一个角落。狡猾的狂犬病毒还让受害者恐水，无法进水，使口腔中存在着高含量病毒的唾液，以便它们寻找新的美食天堂。❶

顺着狂犬病毒的路线，人体遨游器也出现在了大狗的唾液中，摄像头前的两人怔怔地愣住，被狂犬病毒的凶残震惊到无法平静。而申请来的大剂量抗狂犬病免疫球蛋白终究没能挽救它的生命，小微博士喃喃道："要是早一点儿，再早一点儿就好了。"最终，大黄狗走了，幼儿园两个感染的孩子按照剂次注射了狂犬疫苗，一个月后疫苗注射完全，孩子们也成功度过了危险期。

✎ 科学白话说

狂犬病毒： 狂犬病是人兽共患的疾病，主要由动物传染给人，所有的哺乳动物均对该病毒易感。狂犬病毒包括14种原型狂犬病毒和其他较少见的狂犬病相关病毒。在非洲、欧洲、澳大利亚、北美洲等发现的病毒均有差异。狂犬病病毒主要通过破损的皮肤、黏膜和呼吸道传播，狂犬病侵入人体后，主要致病过程分为三个阶段：组织内病毒小量增殖、侵入中枢神经、向各

---

❶ 赵荣乐，郑伟立. 狂犬病毒与狂犬病[J]. 生物学通报，2008，43（4）：3-5.

器官扩散。病毒潜伏期长短不一，大多在3个月内发病，潜伏期可长达10年以上。

治疗： 感染发病的死亡率几乎100%。对于真实暴露（咬伤或者黏膜接触）患者，快速医疗干预和暴露后预防，狂犬病感染的高危人群需要在0、7、21、28天肌内注射最新的细胞培养狂犬病疫苗。狂犬病发病后以对症治疗为主，首先隔离发病患者，防止唾液污染，保持患者安静；其次对症治疗，主要包括镇静、解除痉挛、吸氧、稳定血压、纠正酸碱平衡等；最后是抗病毒治疗。临床曾应用α-干扰素、阿糖腺苷、大剂量抗狂犬病免疫球蛋白，但均未获得成功。目前，主要通过管理传染源、及时处理伤口以及预防接种来预防狂犬病。2020年9月，我国科研工作者在国际学术期刊《基因组生物学》在线发表论文，揭示了抑制狂犬病毒的关键"开关"，有望成为狂犬病毒的治疗靶点。[1]

---

[1] SUI B, CHEN D, LIU W, et al. A Novel Antiviral lncRNA, EDAL, Shields a T309 O-GlcNAcylation Site to Promote EZH2 Lysosomal Degradation [J]. Genome Biol，2020，21（1）：228.

30. 因鼠而起，却不是鼠疫的汉坦病毒

晚冬已过，春天可期。空气中还有着丝丝的寒意，小草却迫不及待地偷偷从土里伸出头来，河边的柳树垂下了柔软如丝的枝条并蓄势待发。实验室后面的空地上，孩童们拿着风筝跑来跑去，为这早春又增加了一份勃勃生机。

突然，120急救车的声音划破了这片春天的生机。站在窗边的小微博士放下手中的咖啡，穿起工作服便跑了下去。120车上的医护人员快速地叙述着：患者男，43岁，县城工人，三天前患者受凉后，出现发热，最高40.2℃，伴头痛、寒战、四肢酸软乏力，频繁呕吐，在当地卫生所接受静滴治疗后无缓解，2小时前，患者出现指脉氧下降，遂转至 Ω 实验室。张慕慕教授查看病情，发现患者以往报告提示白细胞升高，血小板减少，肝肾功能都异常，尿蛋白升高。张慕慕教授当即查体全身皮肤、黏膜无黄染、皮疹、偶有出血点，浅表淋巴结未触及肿大，全身皮肤出现充血、潮红、四肢发凉。小微博士看到血常规散点图报告，提示其有大量异型淋巴，虽说其白细胞异常高，但是多年工作经验告诉她不像白血病血常规报告，更像病毒感染引起淋巴细胞增高并引起了淋巴细胞受到了刺激样改变。小微博士心中似有答案，但是又心怀疑虑。

此时赵秋雨带着人体遨游器等设备来了，她快速整理设备，默契地将人体遨游器放入胶囊运输船，随后患者吞下缩小后的胶囊船。正当赵秋雨准备进入患者消化道时，小微博士却建议赵秋雨先进入患者血液中。随后赵秋雨逆流而上，看到了许多免疫细胞在紧急调动，像有一场大战。突然血管的内皮细胞最先面目狰狞，仔细走上前来发现内皮细胞受到了外来敌人的攻击，免疫细胞紧随其上一起对抗这个外来敌人。虽说最后消灭了敌军，但是内皮细胞受到严重损伤，虽说最后消灭了敌军，但是内皮细胞受到严重损伤，血管出现了渗漏，血浆外渗，但是此刻血小板数量也急剧下降，却没有办法阻止这一切的发生。赵秋雨继续向前走，发现前面亦是这样的战况，内皮细胞被外来物最先攻击，受损严重。突然，小微博士提示赵秋雨往前走走，有一个刚刚走来的敌军准备伺机而动。只见它们有的是圆形，有的是椭圆，在膜外侧有着纤细的刺突[1]，这是病毒没得跑了。赵秋雨准备深入探索一下，便将这个落单的外来物引诱到最角落里，又通过缩小人体遨游器进入其内。只见这个外来物有着双层膜，其内浆疏松，赵秋雨提取其核心遗传物质便迅速离开，出来后这个落单的外来物再也没有了攻击性，它的伙伴们正在忙着厮杀也无暇顾及它。这时免疫细胞们正在努力奋战，没有丝毫放弃，看着如此认真忠实的守卫者，赵秋雨加快了进程，在看到一个大的出血点后她便从里面离开了患者体内。出来后，她迅速将提取到的物质交给专门的实验室人员检测，随后来到小微博士面前问道："你是不是有了猜测，让我直接进入血流。"小微博士点了点头，"你看患者的症状像不像出血热，待会儿等患者好一点后我们再去询问一下患者最近有没有什么异常。"张慕慕教授突然来了

---

[1] 杨占秋，向近敏，肖书渊，等．人源性流行性出血热病毒的形态特征[J]．病毒学杂志，1991（2）：129-131．

句:"我问过患者了,患者为了省钱住的是地下室,半个月前他曾发现屋里有老鼠,他已经下了老鼠药,并已经将老鼠的尸体处理干净了,重点是没有做任何防护措施,患者大概率就是那个时候吸入了含有病毒的气溶胶。"❶ 此刻事情已经接近真相,但是医学的严谨让她们还是在等待着实验室的检查结果。最终实验室开展的宏转录组病原检测测序,检测出是汉坦病毒,该患者确诊为肾综合征出血热。

随后张慕慕教授为患者制订了针对性的治疗方案:①抗病毒治疗,避免使用含有氨基糖苷类的肾毒性药物,避免加重患者的肾脏负担。❷ 虽然目前没有明确的抗汉坦病毒的特效药,临床研究表明,利巴韦林在感染初期四天内使用上可有效降低重症率,建议患者使用。②降温护理,以物理降温为主,目前症状还能控制,可以暂时不使用糖皮质激素。③补液治疗,监测血压及尿量,及时补液。④出血防治,监测血小板,有必要输注血小板,减少出血等。最后,张慕慕教授交代医生还要注意患者抗休克治疗,如果患者肾脏功能破坏加重,可以考虑血液净化。❸ 交代清楚后,患者被转入专门的治疗单位进行治疗。

经过一天心惊胆战的摸索治疗,大家疲惫不堪,夜幕也悄悄降临,但是医学的路从来少不了探索和坚持。我们相信明天 Ω 实验室外的宣传栏就会出现汉坦病毒的防治及灭鼠要点。

---

❶ 胡海峰,杜虹,伊宏煜,等.肾综合征出血热抗病毒治疗及疫苗研发进展[J].传染病信息,2020,33(3):198-201.
❷ 杨丽华.肾综合征出血热并发症的防治和护理[J].家庭医学,2022(4):22.
❸ 杨爱新,高志良,刘静.《肾综合征出血热防治专家共识》解读[J].临床内科杂志,2021,38(12):862-864.

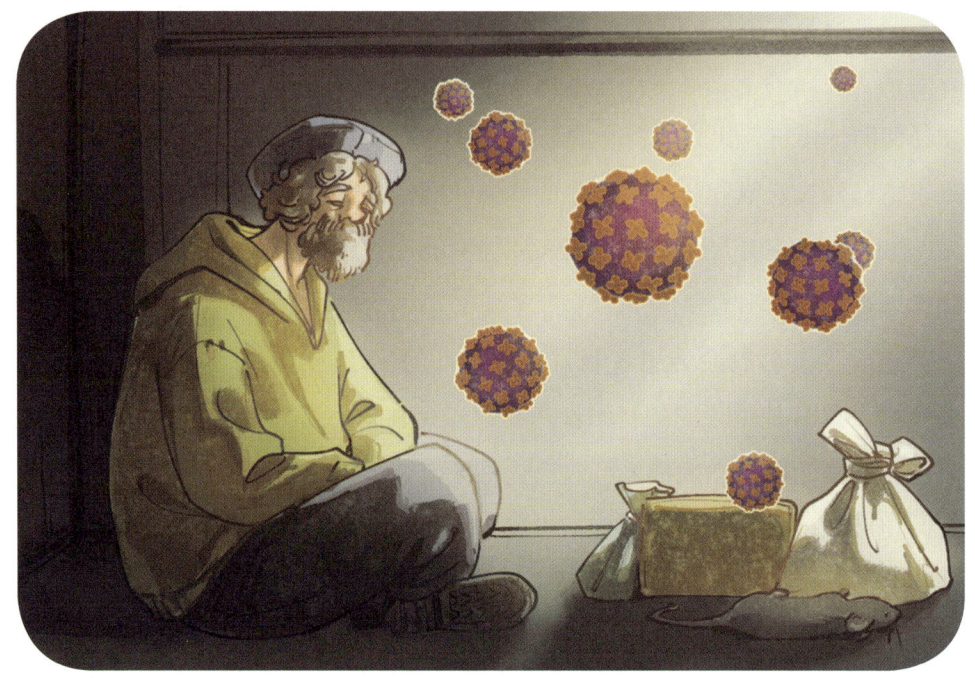

▲ 汉坦病毒

✎ 科学白话说

汉坦病毒：是一类重要的人类病原体，属布尼亚病毒目。目前，汉坦病毒科已有7个属48个种，其中对人体致病的有9种。在亚洲传播较为广泛的是汉坦病毒和汉城病毒，这两种病毒均可引起肾综合征出血热。而在美洲分布的辛诺柏病毒和安第斯病毒可引起汉坦病毒心肺综合征。

治疗：目前感染患者主要以对症支持治疗为主，临床上尚无抗汉坦病毒的特异性药物。但也有研究显示，广谱抗病毒药物，如利巴韦林、法匹拉韦、乳铁蛋白具有抗汉坦病毒的作用。其中，利巴韦林通过抑制病毒复制发挥抗病毒作用，可在病毒感染早期减轻肾功能不全的程度，但对普马拉病毒和汉坦病毒心肺综合征无效❶；而法匹拉韦通过阻止病毒入侵细胞发挥抗病毒作用，该药用于口服预防用药；乳铁蛋白与利巴韦林具有协同抗病毒作用。还有一些潜在的抗汉坦病毒的药物，如氯喹、格瑞弗森以及巴洛沙韦，以上药物仍需更多的研究来证实抗汉坦病毒的作用。另外，科学研究也发现了一些新的药物作用靶点：26S蛋白酶、线粒体抗病毒信号蛋白、非编码RNA。❷目前提出的抗病毒药物本身也存在一些缺点，因此，研发高效的抗汉坦病毒药物成为亟待解决的问题。

---

❶ MALININ O V，PLATONOV A E. Insufficient Efficacy and Safety of Intravenous Ribavirin in Treatment of Haemorrhagic Fever with Renal Syndrome Caused by Puumala Virus [J]. Infect Dis（Lond），2017，49（7）：514-520.

❷ 张欠欠，张凯玄，郑煦旸，等. 抗汉坦病毒药物研究进展 [J]. 中国病原生物学杂志，2023，18（4）：482-485.

季节流行病，不中招也要当心

31. 儿童高发的肺炎支原体感染该如何应对？

"叮铃……"突如其来的电话铃声打破了办公室的宁静，张慕慕教授连忙接起电话，电话里一位医生语气急促地说："张教授，救护车马上会送过来一位患者，男性，10岁，是从下级医院转过来的，主要症状是高热、咳嗽，在下级医院已经确诊是肺炎支原体感染引起的肺炎，用阿奇霉素治疗一周后，症状不仅没有缓解，还出现呼吸困难的情况，因此转到我们这里来，病情比较严重，还请您尽快做好接诊准备。""好的，我马上准备。"放下电话，张慕慕教授就联系了沈教授团队的其他人一同前往实验室，等待患者的到来。

在沈教授调试设备时，张慕慕教授向各位介绍了病情："患者是10岁儿童，已经确诊肺炎支原体感染，但是阿奇霉素治疗一周仍无效，所以应该是难治性肺炎支原体肺炎。秋雨，你一会儿进去的时候记得带上多西环素导弹。""好。"赵秋雨一边擦拭着她的武器一边回答道。

随着救护车警报声响起，众人抬头向门口望去，只见一名儿童被送进实验室，后面跟着他的家属及医务人员。交接完毕，其他人员都离开，实验室只剩下沈教授团队的成员。张慕慕教授说道："患者目前病情允许人体遨游器进入，我们快开始吧！"沈教授也说道："小微，秋雨，你们快进人体遨游器，我送你们进入病人体内。"小微博士和赵秋雨走进被胶囊运输船包裹的人体遨游器，沈教授打开缩小放大射线，瞬间，胶囊运输船缩小成普通胶囊大小，沈教授将胶囊给患者服下。胶囊运输船被溶解后，小微博士和赵秋雨将人体遨游器驶向气管，沿气管进入支气管，就看见了许多黏液，几乎堵住了二人前进的道路。小微博士说道："这么多黏液，怪不得小朋友会呼吸困难！"小微博士将摄像头对准黏液，发现黏液和上皮细胞上都有许多形态不一的微生物，包括球状、杆状、丝状、分枝状等，它们没有细胞壁，最外层是荚膜。小微博士打开透视放大镜，看到三层结构的细胞膜里面包裹着胞质，胞质内有环状双链DNA和许多核糖体。小微博士说道："是支原体！"张慕慕教授说道："你们快把黏液清理一下，先缓解一下患者的症状。""是！"二人齐声应道，开始清理黏液。

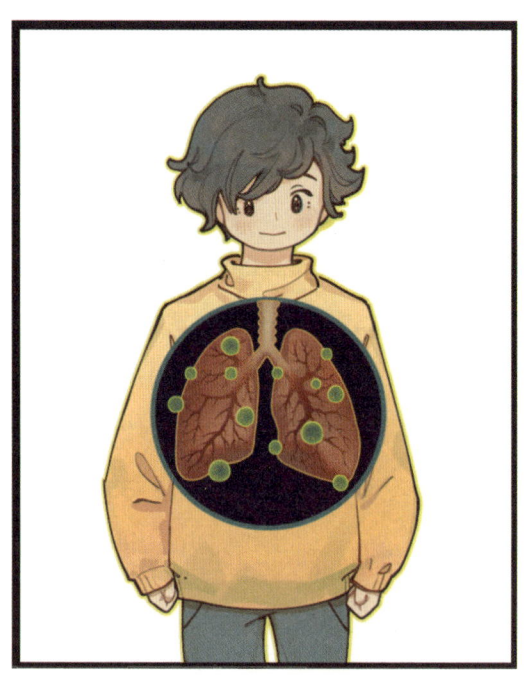

▲ 肺炎支原体侵袭肺部

在监视屏上看到黏液清理完毕，张慕慕教授看向患者，发现患者脸色已经好了很多，说道："患者状态已经有所改善，秋雨，你准备一下多西环素导弹，准备向支原体进攻。""好的。"赵秋雨开始操控B100发射器上的导弹，向支原体发射。随着导弹在支原体上降落，支原体逐渐消失，小微博士欢呼："好耶！支原体被消灭啦！"张慕慕教授说道："小微，秋雨，你们先别出来，继续往下走，看看肺怎么样。"

人体遨游器继续行驶，一路上，小微博士和赵秋雨看到了多种形态、大小不等和密度不均的病灶，小微博士不禁感叹道："患者的肺炎已经这么严重了，幸好转到我们这里，小朋友的病马上就可以治好啦！"赵秋雨也点点头。见二人到了胸膜腔，张慕慕教授通过语音系统说道："有一些胸腔积液啊，小微，秋雨，你们取一点标本就出来吧！"

沈教授协助小微博士和赵秋雨从患者体内出来，通过放大射线变回原样。张慕慕教授将取出的胸腔积液送去检验科，结果显示胸腔积液检查白细胞总数轻度升高，以中性粒细胞为主，蛋白含量升高，糖含量正常。张慕慕教授向大家介绍："肺炎支原体感染多在5岁以上儿童高发，肺炎支原体肺炎是学龄儿童最主要的社区获得性肺炎，我们最近也能看到各个医院儿科人满为患，很多儿童都是支原体感染。支原体感染的症状主要是发热、咳嗽，一般使用阿奇霉素等大环内酯类药物就可以有效治疗，但是如果使用大环内酯类药物治疗一周以上，症状不仅没有减轻甚至还加重，就要小心是不是难治性肺炎支原体肺炎了，这时就要采用四环素类或者喹诺酮类药物。"众人听完张慕慕教授的介绍，对肺炎支原体肺炎又有了更多的了解。

参考文献

[1] WANG X, LIN X. Analysis of Clinical Related Factors of Severe Mycoplasma Pneumoniae Pneumonia in Children Based on Imaging Diagnosis [J]. Comput Math Methods Med，2022：4852131.

[2] 中华人民共和国国家卫生健康委员会. 儿童肺炎支原体肺炎诊疗指南（2023年版）[J]. 国际流行病学传染病学杂志，2023，50（2）：79-85.

科学白话说

肺炎支原体：一种常见的呼吸道病原体，主要引起社区获得性肺炎，尤其在儿童和青少年中较为常见。近年来，肺炎支原体感染在全球范围内呈上升趋势，且耐药性问题日益严重。2023年，我国多个地区报告了肺炎支原体感染的暴发，部分病例出现了对大环内酯类抗生素（如阿奇霉素）的耐药性，这给临床治疗带来了挑战。

治疗：目前治疗肺炎支原体的一线药物为大环内酯类抗生素如阿奇霉素、克拉霉素，是儿童和青少年的首选药物。其他如西环素或者喹诺酮类多用于成人。近年来，肺炎支原体对大环内酯类抗生素的耐药率显著上升，尤其是在亚洲地区。耐药机制主要与23S rRNA基因突变有关。

32. 冬季常见呼吸道疾病之流感、合胞病毒

进入冬季以来，各种病毒传播导致呼吸道疾病的广泛流行。

"咳咳咳、咳咳咳"，在 Ω 实验室里也隐隐的有咳嗽声响起。当张慕慕教授进入实验室时，沈教授几人正在讨论呼吸道疾病。见到张慕慕教授进来，小微博士连忙跑上前挽着她的胳膊说："慕慕教授，你来了！正好我们有些关于呼吸道的问题想请教您。"张慕慕教授笑着拍了拍她的手，来到了大家身边一起进行探讨。

坐下后，张慕慕教授转头看见原本神采奕奕的赵秋雨今天无精打采，不由得发出疑问："秋雨，这是怎么了？""早上起来就发热头疼、喉咙痛。"众人从赵秋雨沙哑的嗓音中听出了生病后的无力感。"你有做相关病原学检查吗？有吃药吗？要不回家休息吧。"小微博士出声关心道。感冒的赵秋雨仍坚持着上班，"不用了，等会儿开完会就去测个体温，查个病原学检查……"还没等她说完，只见值班护士匆匆跑过来敲门说："各位教授，这边来了个患者需要你们的帮助！"

沈教授几人面色一变，瞬间严肃起来："先送患者到治疗室！"说完他们也毫不含糊，转身飞快地进入治疗室内。

从家属那里得知，患者突然高热、头疼，全身酸痛无力，匆忙送医。张慕

慕教授着手检查，患者体温39.6℃，伴有寒战，且伴有干咳、流鼻涕等呼吸道症状。"该患者相关症状属于呼吸道感染"，张教授迅速地对患者进行初步诊断。

为了进一步确诊患者属于哪种病原体造成的感染，张慕慕教授决定还是进入患者体内一探究竟。侧身看着一脸疲惫状态的赵秋雨，张慕慕教授语气中带着一丝坚定："秋雨，这次我和小微进去，你注意好好休息！"未等赵秋雨有所回应，张慕慕教授就带着小微博士一起进入了由胶囊运输船包裹的人体遨游器中。

看着二人已经准备就绪，沈教授手指快速在操作台上敲动，在缩小放大射线强光的照射下，胶囊运输船也改变成胶囊大小。将胶囊递给患者服下后，沈教授等人便通过治疗室的屏幕看着张教授二人的动向。

顺着呼吸道向下，胶囊运输船随之溶解，这次由小微博士带领着张慕慕教授在患者体内探查。在人体遨游器的不断前进中，二人发现在患者呼吸道细胞中有大量病毒正攻击着患者的身体。小微博士在操作面板上快速敲击着，透视放大镜随即改变大小，调节亮度后对准细胞内病毒。

病毒呈球状，直径为80~120nm，在病毒包膜表面还有大量刺突分布。小微继续调整透视放大镜的焦距，发现这些呈放射状凸起的糖蛋白分别是红细胞血凝素（HA）、神经氨酸酶（NA）。"血凝素和神经氨酸酶对糖蛋白有亲和力，属于正黏病毒科，是流感病毒！"在病毒信息的不断跳跃中，小微博士也对该病毒作出判断！

一旁的张慕慕教授在得知是流感病毒感染后随即通过无线设备对在外的沈教授说："沈教授，麻烦您帮患者采一个咽拭子，送去做流感病毒抗原检测。"

"好！"沈教授随即拿来了咽拭子，在患者咽后壁反复擦拭3~5次后取出，同时做了甲型流感抗原和乙型流感抗原。

十五分钟后,只见甲型流感抗原已浮现出两条红杠。

"没错,就是甲流病毒感染!"看到结果的沈教授对众人说道。在得知是甲流病毒感染后,擅长病原微生物的检测、从事微生物耐药机制研究的林翎扶了扶自己的眼镜说:"目前常用的抗流感病毒药主要有M2蛋白抑制剂和神经氨酸酶(Neuraminidase,NA)类抑制剂两类,M2蛋白抑制剂(如金刚烷胺)通过阻断流感病毒M2蛋白形成的离子通道,干扰病毒早期复制阶段脱壳过程而抑制病毒的复制。而NA类抑制药物目前上市的有两种,即扎那米韦(Zanamivir)和磷酸奥司他韦(Oseltamivir phosphate)。"这时,熟知人体遨游器构造的赵秋雨说:"人体遨游器上就有奥司他韦导弹,只要在操作面板上搜索到就可以发射!"在人体遨游器内的二人迅速敲击着,在奥司他韦导弹精准的射击下,病毒正以惊人的速度被消灭,众人皆是呼出一口气。

与此同时,Ω实验室外,一阵慌乱的脚步由远及近。

"叮咚,叮咚",急促的门铃声在Ω实验室内响起,沈教授随即切换大屏幕,看到实验室外两名家长正神色慌乱地抱着一名孩子在门口往实验室内张望着。

"林翎,你出去看看什么情况。"打开实验室大门,沈教授正色安排道。

放下手中的事,林翎立刻跑到门口,看见家长手中孩子流鼻涕、咳嗽、喘息,并伴有呼吸困难等症状。"先送患者到治疗室内。"说完毫不含糊,转身快速带人进入另一间治疗室内。通过无线设备,将这边情况也告知了沈教授,并请求支援。

赵秋雨看着还在"战斗"的张慕慕教授和小微博士,还有一旁分身乏术的沈教授,虽满脸疲倦,但责任感和使命感却让她的眼中充满了坚毅,"沈教授,我过去吧!"

沈教授看着赵秋雨深邃的眼眸中浮现出一抹动容，随即便点了点头。

林翎望着赵秋雨迈着沉稳的步子走进治疗室，眼底有些许关切地说："我们直接进入患者体内看看是什么病原菌，由沈教授那边远程指导，争取速战速决。"说完二人便利落地进入人体遨游器，来到了该名幼儿患者的体内。

无事就喜欢捣鼓这些仪器和武器的赵秋雨对人体遨游器的操作可谓是轻车熟路，于是，二人很快就在支气管处发现了病毒的存在。

在赵秋雨的操作下病毒信息也很快被投射到了显示屏上：该病毒呈球形，直径为150~300nm，有包膜，基因组为非节段性单股负链RNA病毒，属副黏病毒科。

这时的张慕慕教授和小微博士也从上一名患者体内出来，通过墙上的显示器也得知了现在的情况，便匆匆地来到了隔壁的治疗室。根据显示屏上的结果，小微博士很快给出了副黏病毒科主要包括的病毒：麻疹病毒、腮腺炎病毒、呼吸道合胞病毒和副流感病毒等。

张慕慕教授则结合该名患者的临床症状和病毒形态学特征作出了快速抗原检测，最后得出是呼吸道合胞病毒感染！

林翎得知是呼吸道合胞病毒感染后迅速地给出用药方案：利巴韦林是一种广谱核苷类药物，RNA病毒作用的靶标。一旁的赵秋雨随即发射出利巴韦林导弹，消灭前方的病毒。

在解决病毒后二人顺着呼吸道出来之时，用3%高渗盐水以雾化的方式减轻患者呼吸道水肿，改善黏液清除率，使该名患儿呼吸更加通畅。

送完这两位患者后，大家也给赵秋雨做了个病原学检查，发现是甲流病毒感染。赵秋雨服下药物后便在众人的催促下回家休息了。她用自己的行动诠释着医生的职责和使命，让大家为之敬佩。

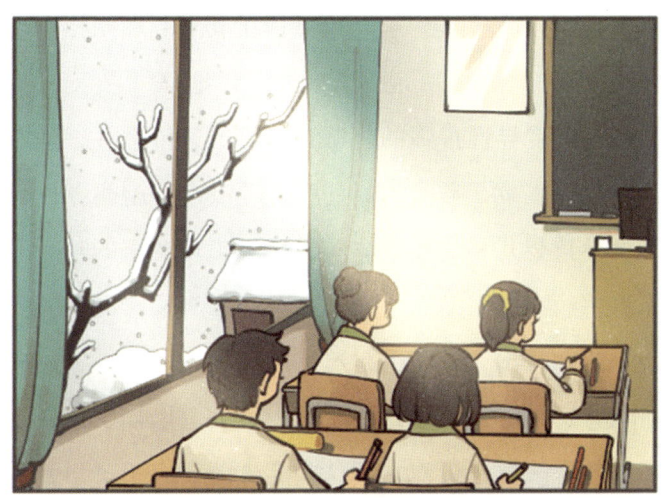
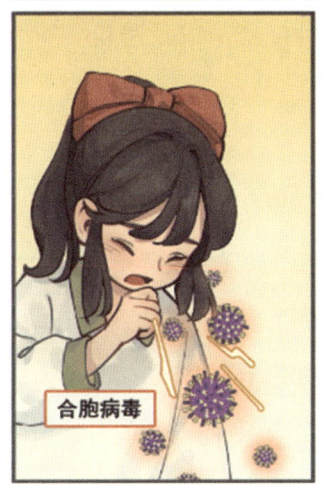
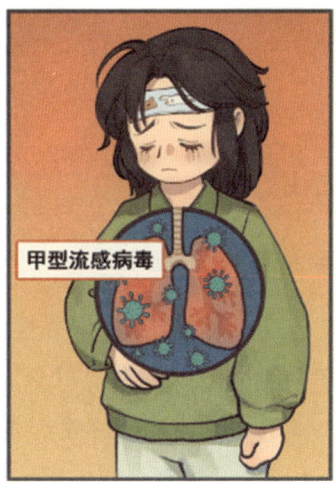

▲ 冬季多发呼吸道感染病毒

几天后，精神奕奕的赵秋雨回来了！

看着一身军工装和帅气的短发的赵秋雨走进实验室，大家的脸上都浮现出笑容。"快来，就等着你开会了。"小微博士朝着赵秋雨招手说着。等赵秋雨坐下后，众人开始就冬季呼吸道病毒展开了讨论。

流感病毒是一种变异性很强的病毒，能够迅速传播并感染人体呼吸道上皮细胞，引起发热、咳嗽、喉咙痛等症状。呼吸道合胞病毒也是一种常见的呼吸道病毒，会导致婴儿和幼儿及体弱老年人出现严重的呼吸道感染，尤其是婴幼儿。禽流感病毒属甲型流感病毒主要存在于家禽身上，病毒可以随病禽的呼吸道及分泌物排出，从而引起严重的呼吸道疾病。新冠病毒近几年引起了全球范围内的大流行，其也主要是通过呼吸道飞沫传播和接触传播。

在讨论中，各位教授分析回顾了这些病毒的发展史，强调了预防措施的重要性，包括保持良好的卫生习惯、接种疫苗，以及避免接触可能感染病毒的动物。

科学白话说

流感病毒治疗药物：金刚烷胺和金刚乙胺是M2离子通道阻断剂，针对A型流感有效，B型流感无效，但是也产生了对A型流感耐药性；扎那米韦和奥司他韦是神经氨酸酶抑制剂，对A型流感和B型流感均有抗病毒活性。灭活流感疫苗、流感病毒减毒活疫苗和重组血凝素疫苗在美国获得批准。由于病毒的不断进化和HA蛋白的抗原变化，疫苗需要定期更新。

呼吸道合胞病毒治疗药物：利巴韦林（广谱核苷类药物，RNA病毒作用的靶标）、帕利珠单抗（是一种单克隆抗体，可以阻断RSV侵入宿主细胞）。

33. 肺炎的隐藏"元凶"之一
——肺炎链球菌

冬天，凛冽的寒风席卷着雪花一点点地飘下，骤降的气温让城市里发出了此起彼伏的咳嗽声，这些声音中很多都是婴幼儿和老年人的声音，也有年轻人。

河边的一户人家神色焦急地抱着孩子到Ω实验室里找沈教授。通过了解，沈教授知道了孩子是突然高热、寒战、咳嗽，并伴有呼吸困难等症状。结合最近市区大部分体弱多病的人有类似症状，沈教授敏锐地发现了情势不对，叫来了小微博士就此事决定前去探索一番。

小微博士和沈教授进入了由胶囊运输船包裹的人体遨游器中，通过缩小放大射线缩小，然后胶囊被患儿吞入体内。在进入患儿体内的胶囊运输船溶解后，两人搭乘人体遨游器前去寻找问题所在。

顺着呼吸道一路向下，在到达支气管的时候，两人发现有部分支气管已经被痰堵塞，导致肺有大片的实质性病变，这引起了沈教授的重视。小微博士手持透视放大镜来到了堵塞的支气管前，对着痰及其周边支气管一照，便发现了里面呈链状排列的球菌。基于小微博士对微生物的认知，一眼就确认是肺炎链球菌。

二人在发现病原体是肺炎链球菌后马上就有了解决方法，通过人体遨游器发射出青霉素导弹，对支气管处进行攻击。随着导弹的不断发射，想象中该解决的病原体依旧存在，二人的眉头不由得紧蹙了起来。随着时间的流逝，人体遨游器也马上电量耗尽，二人只能先出来再商量解决方案。

治疗肺炎链球菌的首选药物是青霉素，但此时对于该患儿来说青霉素并不起作用，说明患儿体内的肺炎链球菌产生了耐药性。沈教授叫专门负责微生物耐药机制研究的林翎来商量解决问题。林翎看过报告就道出了问题所在：患儿体内的肺炎链球菌对青霉素耐药，原因是青霉素的作用靶点——青霉素结合蛋白（PBPs）发生了改变。我们需要用其他抗生素进行肺炎链球菌的治疗了。除了常用的β-内酰胺类抗生素（代表药物青霉素）外，对β-内酰胺类抗生素过敏患者或敏感性下降的情况下，可选择大环内酯类和氟喹诺酮类等药物。

很快沈教授又找到了负责攻击微生物武器研究的赵秋雨，在跟赵秋雨说了事情的经过及需求后，赵秋雨爽快地答应了下来，麻利地就把大环内酯类和氟喹诺酮类的导弹找了出来，安装在了人体遨游器上，并给遨游器换上了新的电池。

这次沈教授与小微博士进入患儿体内很快到了病灶部位，并发射了大环内酯类的导弹。随着导弹的不断击中，肺炎链球菌也逐渐消失，二人紧皱的眉头终于有了松动，露出了如释重负的笑容。随即用遨游器上的吸尘器吸取了堵塞在支气管中的痰液，在检查患者体内无其他异常后便出来了。

屋外的风雪短暂地宁静了下来，看着患儿安稳的熟睡和顺畅的呼吸，众人也都松了一口气。沈教授也和患者的父母进行了沟通：肺炎链球菌是社区获得性肺炎最常见的呼吸道病原菌，一般会导致大叶性肺炎、支气管肺炎及中耳炎等。目前对于肺炎链球菌，及时接种肺炎疫苗是目前预防肺炎球菌性疾病最经济、最有效、最便捷的手段之一。后续建议孩子的父母带小朋友去接种肺炎链球菌疫苗。同时保持以下习惯，可以预防肺炎链球菌的感染：①勤用洗手液和流动清水洗手；②室内经常开窗通风，保持空气流畅；③少去人群密集的公共场所，或戴口罩；④加强户外体育锻炼，提高身体免疫力等。

沈教授记录好这次对肺炎链球菌的研究并发给了市区医院一份，希望能在这个寒冷的冬天给予更多人帮助。

科学白话说

肺炎链球菌治疗：肺炎链球菌感染通常采用β-内酰胺类抗生素治疗，其中青霉素为首选药物。过敏患者或在抗生素敏感性降低的情况下，可选择大环内酯类和氟喹诺酮类等药物。

耐药机制：青霉素耐药性的出现是一个棘手的问题，耐药原因主要是由于药物作用靶点——青霉素结合蛋白（PBPs）发生了改变，导致青霉素不能与之结合发挥抗菌作用。大环内酯类的耐药机制除了细菌核糖体靶位点的化学修饰外，还包括抗生素被修饰或抗生素被泵出细菌体外等因素。肺炎链球菌对氟喹诺酮类药物的耐药性是通过细菌基因组内相关基因（如 *gyrA/B*、*parC/E*）积累的突变、细菌对药物的外排作用或获得质粒编码的耐药基因而发生的。[1][2]

---

[1] LI L, MA J, YU Z, et al. Epidemiological Characteristics and Antibiotic Resistance Mechanisms of Streptococcus Pneumoniae：An Updated Review [J]. Microbiol Res，2023，266：127221.

[2] CHERAZARD R, EPSTEIN M, DOAN TL, et al. Antimicrobial Resistant Streptococcus Pneumoniae：Prevalence, Mechanisms, and Clinical Implications [J]. Am J Ther, 2017, 24（3）: e361-e369.

34. "花花公子热"的始作俑者

炎热的夏天，路上的行人零零星星，车辆也疾驶飞过，好不寂寥。赵秋雨趁着休息日跑回山里的老家避暑去了。赵秋雨和妈妈一起坐在树荫下，喝着泉水，再从小溪里捞出一根天然冰镇的黄瓜，惬意得让人羡慕。

突然那个女儿在外开工厂挣大钱的李大伯一瘸一拐地走了过来。赵秋雨妈妈不禁调侃李大伯，女儿带你去泰国旅游一趟，这回来走路都别有一番气质，像极了"花花公子"。李大伯咧着嘴回答道："她婶，你这个嘴巴真的不饶人，啥'花花公子'呀，我这是全身酸疼，骨头节也疼，刚刚量了一下体温，也有点发热，我赶紧去镇上卫生院拿点药去。"此刻赵秋雨扭头问妈妈："你说李大伯前段时间去了泰国？"妈妈回答道："是呀，这回来还不到三天。"赵秋雨立马起身和妈妈说，我和李大伯一起去卫生院看看。到了卫生院，护士首先给李大伯量了体温，一量体温才发现李大伯已经烧到39.9℃。医生在李大伯面部和胸前还发现一些皮疹，当即开具了血常规检验，结果很快就出来了，白细胞有点低，血小板也低于正常值。医生犯了难，这也没有炎症呀，这个时候赵秋雨突然说："李大伯刚从泰国回来。"医生惊讶地抬头并从李大伯口中得到了证实。众所周知，最近泰国暴发了登革热。李大伯却很疑惑，这和他去过泰国有什么关系。医生已经着急了，建议李大伯去市里的医院得到明确的诊断，因为登革热病毒如果得不到及时的治疗，会有生命危险，甚至会引起大面积的登革热暴发。

事到如今，赵秋雨已经顾不上自己还在休假，给Ω实验室的沈教授打电话汇报了情况，沈教授紧急通知大家如果没有特别紧急的事情，第一时间回实验室等待着李大伯的到来。随即沈教授向120指挥中心说了患者的情况，他们也以最快的速度出动将患者李大伯带到了Ω实验室。赵秋雨熟练地准备着人体遨游器，小微博士、张慕慕教授和林翎也赶到了现场。一切准备就绪，林翎跃跃欲试负责此次入体探测。林翎准备好后向赵秋雨比了一个"OK"的手势，赵秋雨熟练地将人体遨游器缩小装载入胶囊运输船，随后让患者吞入。

此时，张慕慕教授和现场的医务人员也对患者再次进行了查体，发现患者脸上出现了点状出血疹，甚至有些丘疹融合形成了皮岛。并从患者口中得知他两天前还在发热，患者以为是普通感冒，并且昨天已经退烧，但是没想到今天突然又起烧，才引起了他的注意。沈教授听后小声嘀咕了一句："马鞍热。"此时，林翎招呼大家看他面前的这个小家伙，它呈球形，极其调皮，灵活的身体滚来滚去，全身还有包膜刺突，说时迟那时快，这个小家伙已经瞅准一个单核吞噬细胞就扑了上去，随后就将自己的包膜与单核细胞内体膜融合。林翎也紧随其后，跟着进入了细胞内，紧接着这个小家伙热情地张开胸膛喷射出一个个核衣壳，一个个单股、正链RNA翻译成多聚蛋白，随后开始了它的复制并开启了子孙后代的繁衍模式。林翎眼睁睁地看着它繁衍出千千万万的子孙后代，这些子孙后代又融合细胞膜像泡泡一样被吐出来，随后小家伙的子孙后代又扑向其他的细胞。赵秋雨突然发声道："林翎，快点把它的RNA收集起来。"林翎对着镜头比画着已搞定的手势，随即撤出了人体。

出来后，小微博士立马拿到了装有小家伙RNA的容器送往实验室，很快测序结果出来了，正如大家推测的结果那样，就是登革热病毒。

明确病因后，医生采取了对症治疗，给患者补充血容量为主的支持治疗并对体温进行降温。幸运的是这是患者第一次感染登革热病毒，因为登革热病毒有着抗体依赖增强的特性，顾名思义第二次感染登革热病毒会加重患者的临床症状，尤其是儿童免疫力差的群体，如果是再次感染登革热病毒，后果不堪设想。

患者稳定下来后，赵秋雨告诉他，他的病是埃及伊蚊和白纹伊蚊，也就是我们常说的花蚊子传播的，这个病毒会引起发热、全身酸痛，走起路来就像"花花公子"，所以登革热在西印度群岛也有"花花公子热"的称呼。并告知患者做好家里的防蚊措施，尤其是现在家里的蚊子很可能已经携带病毒，要做好灭蚊措施，并及时清理废弃容器内污水及下水道、屋顶的积水，对蚊虫生长环境进行破坏，有效灭绝蚊虫栖息地。患者女儿也赶来看望他，愧疚地说道："早知道就不带爸爸出国了，在祖国的大好河山游玩就好了。"赵秋雨连忙安慰道："李姐，这不怪你，目前国际全球化，蚊子的生活习性也发生了改变，这不是只有泰国存在传染源，国内也有，不可避免，我们做到控制好传染源，切断传播途径，将老人孩子易感人群保护好就可以了。你的孝心也值得我学习，改天也要带着我妈妈出去玩玩呢。"

一个星期后，李大伯打来电话告诉赵秋雨，他已经好了，谢谢Ω实验室的全体人员，让他得到了快速的诊断，要不然他还不知道要难受多久。赵秋雨向李大伯表达了祝贺，并说："正是因为咱们国家现在的科研重视程度高，我们的医学发展才会如此之快。希望以后更多的病人能享受到最先进的医疗资源。"

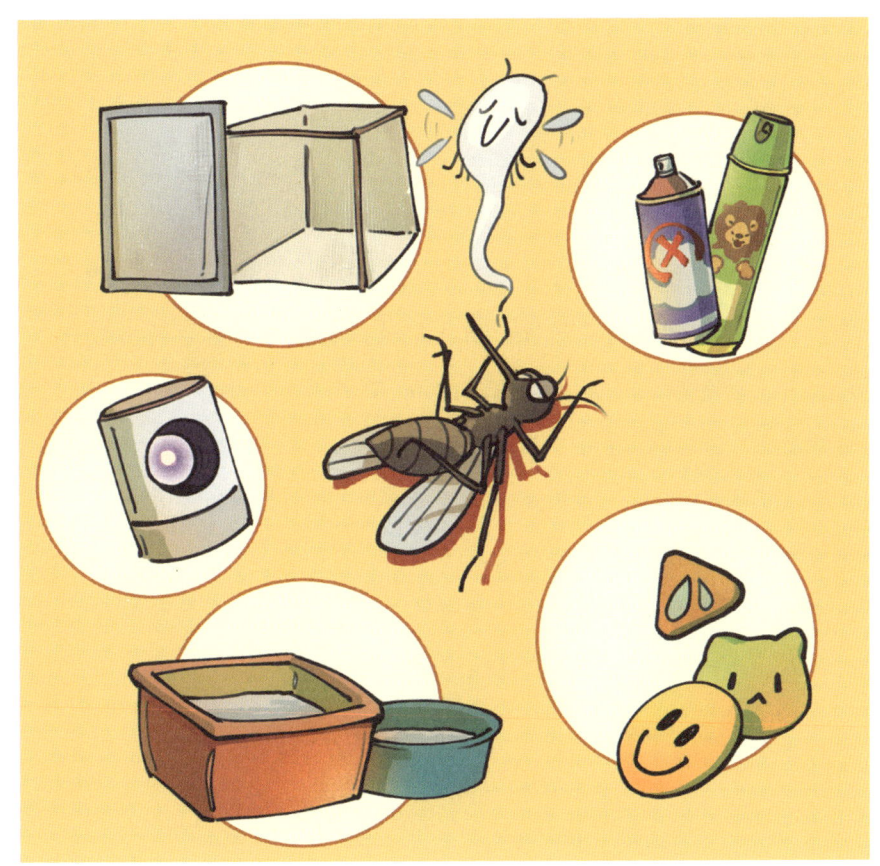

▲ 消灭登革热——消灭源头"蚊子"

科学白话说

治疗：登革热病毒的治疗主要采取支持和对症治疗，其中包括：①一般治疗对症治疗；②对高热患者首选物理降温，慎用止痛退热药物，对高热不退患者，可短期应用小剂量激素；③补液：对出汗多、腹泻者，先做口服补液，必要时可采用静脉补液；④降低颅内压；⑤止血：有出血倾向者，采用一般止血药物，出血量大时可输全血或血小板。虽然目前没有明确有效的治疗药物，但是科学家也发现了一些病毒的作用靶点，主要有以下几类：①病毒多聚酶抑制剂，主要作用机制为终止病毒DNA或RNA合成过程[1]；②病毒蛋白酶抑制剂：抑制蛋白酶活性，阻止释放病毒繁殖所需要的功能蛋白，但此类药物容易诱导耐药性病毒株的产生[2]；③病毒侵入抑制剂：有研究表明，登革热病毒表面的病毒蛋白可以引发细胞免疫反应，进而引发严重疾病，因此，这些表面蛋白可能成为开发新型登革热病毒抑制剂的潜在靶点；④病毒衣壳蛋白抑制剂；⑤病毒复制相关宿主因子抑制剂。但目前由于以上药物都存在一定缺陷，很难应用于登革热病毒感染的临床治疗。仍需科学家发现新的作用靶点，找到新的治疗登革热病毒的有效治疗药物。

---

[1] SCHUL W，LIU W，XU H Y，et al. A Dengue Fever Viremia Model in Mice Shows Reduction in Viral Replication and Suppression of the Inflammatory Response After Treatment with Antiviral Drugs [J]. J Infect Dis，2007，195（5）：665-674.

[2] TIMIRI A K，SINHA B N，JAYAPRAKASH V. Progress and Prospects on DENV Protease Inhibitors [J]. Eur J Med Chem，2016，117：125-143.

35. 潜伏的危险——卡他莫拉菌

一转眼，秋天已至，Ω实验室门口的大树叶子也渐渐由绿变黄，一阵风吹来，几片黄叶随风飘落。刚做完实验的小微博士在窗前站定，伸了个懒腰，喃喃自语："风可真大啊，看来又要降温了，忙完实验倒是可以趁着还没到冬天去爬山锻炼锻炼身体。"正准备转身喝杯水继续去忙，就看见一位中年女性抱着一个男孩急匆匆地向急诊跑去。小微博士心一紧，男孩虽面色通红但神志倒还清醒，想着若有需要急诊必定会打电话寻求帮助的，还是继续忙自己的实验吧。谁知，刚刚准备好实验的材料，电话便响了起来，一接通，急诊罗医生的声音便传了出来："喂，是Ω实验室吗？这里是急诊室，有一位患儿需要Ω实验室技术进行辅助检查。"小微博士连忙叫上沈教授和赵秋雨，交接完手上的工作便向急诊赶去。

小微博士一行人来到急诊室时，罗医生正给患儿耳朵取样，见小微博士他们来了，便将样本递了过去，开始陈述患儿的病情："这个男孩，3岁，体温39℃，有流涕症状，是他母亲陪同就诊的。按他母亲所述，一周前开始有感冒的症状。4天前开始叫他的时候不理人，像是听不到似的，还常常摇头。前天开始，时不时地喊耳朵疼，昨天晚上一看，这个男孩的一只耳朵已经发红了，还有些腹泻。昨晚一夜也没睡好，本来准备今天上医院耳鼻喉科看看，结果早上起来，已经发了高热。孩子妈妈吓了一跳，想着Ω实验室有先进的仪器和技术，可以尽快查明病因，便没去医院直接赶了过来。我刚刚检查发现，他耳朵已经流脓。这是他耳朵的脓液标本，还得麻烦你们Ω实验室进行检测。毕竟他才3岁，这个症状像是化脓性中耳炎，得抓紧治疗，否则并发症和后遗症都是比较多的，所以还想请你们用人体遨游器帮忙看看，尽快确定发病原因。"小微博士一行人均连连点头，抓紧时间去做准备工作。

一切准备就绪，小微博士和赵秋雨坐进了由胶囊运输船包裹的人体遨游器，沈教授站在一旁嘱咐道："小微，这个男孩有发热症状，你先去他的咽喉部位看看，看完后再通过咽鼓管去他的耳内看看，小儿的咽鼓管及耳内结构都精细且小，你们进去的时候记得将飞船缩到最小，一切以安全为上。"小微博士和赵秋雨点点头，便启动了缩小放大射线。护士将缩小的胶囊运输船送入男孩的口中，胶囊运输船顺着男孩的吞咽动作，进入了他的咽部。随着胶囊运输船的溶解，小微博士和赵秋雨的视线逐渐清晰起来——她们现在正位于男孩的咽部，只见男孩的咽部明显有着充血红肿的症状，红肿的扁桃体上还附着有一些化脓物，呈现出上呼吸道感染的症状。小微博士和赵秋雨仔细拍摄了男孩咽部的状况，随后启动缩小射线，将人体遨游器缩得更小以便通过咽鼓管进入男孩的耳内。

小微博士和赵秋雨到达耳膜附近后，只见耳膜被厚厚的一层脓性分泌物掩盖着，已经形成了细菌生物膜。小微博士将人体遨游器停在耳膜前方，打开透视放大镜对脓物进行仔细观察，只见脓物中有许多吞噬细胞，仔细辨别便发现，吞噬细胞中有许多呈咖啡豆状的菌体，且菌体也没有芽孢、鞭毛和荚膜，吞噬细胞外也存在着一些菌体。沈教授一直通过显示屏跟随人体遨游器观察着男孩体内的情况，想了想后便打开通信设备，向小微博士传音："小微，这个菌看起来并没有一些典型特征，单凭肉眼并不能判断出菌种名称，你们还是先出来吧，我们赶紧去培养刚才罗医生交给我们的样本吧。"小微博士回道："也只有这样了。"并小心翼翼地和赵秋雨一起退出了患者的身体。

回到Ω实验室后，小微博士对罗医生给出的标本进行了培养，发现菌落在血平板上呈灰白色、圆形凸起，即"冰球"状，用接触菌落时可以轻易被推动。在进行质谱分析后，便确定了该菌是卡他莫拉菌。站在一旁的张慕慕教授拨了拨自己的头发，说道："这一切就都说得通了，卡他莫拉菌是机会致病菌，是人类特有的呼吸道病原体，一般定植在鼻咽部，而秋冬季正是卡他莫拉菌的高发季节。这个患者前几天受凉感冒，正好给了卡他莫拉菌可乘之机，先感染了鼻咽部造成上呼吸道感染，再通过咽鼓管感染到了中耳腔，最终在耳膜旁形成了细菌生物膜，导致患者出现了化脓性耳膜炎的症状。这要是感染的是成人，便会导致下呼吸道感染，引起慢性阻塞性肺病等疾病。"林翎扶了扶眼镜，说道："这卡他莫拉菌会分泌β-内酰胺酶，这种酶是细菌耐药性出现的主要原因之一，卡他莫拉菌具有耐药性的药物通常有氨苄西林、青霉素、万古霉素、克林霉素等。在给患者进行抗菌治疗时，首选氨基糖苷类抗菌药物。当然，除了抗菌治疗，针对化脓性中耳炎这一病症的治疗也是必不可少的。"小微博士点点头，便拨了电话，将Ω实验室对样本检测的结果和治疗的意见告知罗医生。

几天后，病愈的男孩和他的妈妈拜访了Ω实验室，妈妈微笑着拉着男孩给Ω实验室的众人鞠了一躬，说道："罗医生告诉我们，多亏了Ω实验室的你们通过乘坐人体遨游器对我儿子的细致观察，以及对于病菌的准确判断，罗医生他们才能及时对症下药，真的太感谢你们了。"小微博士和沈教授及众人，连连摆手，表示这都是他们该做的。小微博士目送母子二人离去，转身便看见窗外的秋日暖阳，心里也暖融融的。

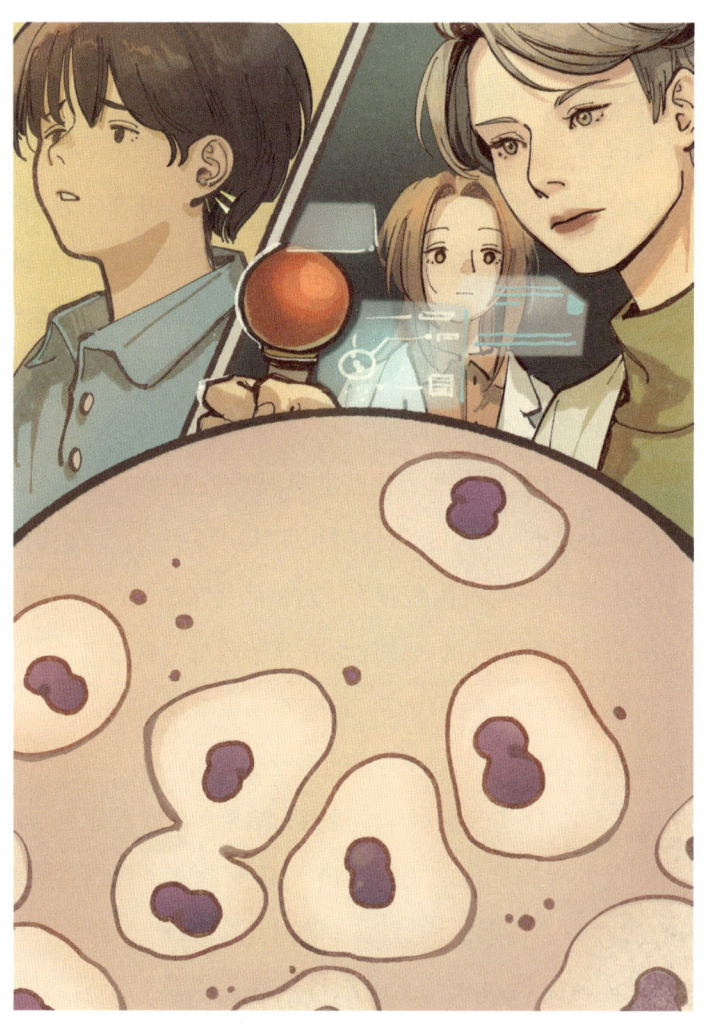

▲ 卡他莫拉菌的典型特征

科学白话说

卡他莫拉菌：是一类革兰阴性球菌，经历了从卡他奈瑟菌、卡他微球菌到卡他布兰汉菌的分类学变更，这一菌种最终被命名为卡他莫拉菌。数十年前，它一度被认为是上呼吸道的正常菌群，直至20世纪70年代，越来越多的证据指向卡他莫拉菌是一种重要的呼吸道致病菌。卡他莫拉可引起一系列的疾病，包括儿童的中耳炎、慢性阻塞性肺疾病（chronic obstructive pulmonary disease，COPD）、病人的下呼吸道感染、老年人的肺炎、鼻窦炎、菌血症、感染性心内膜炎等。[1]

治疗：卡他莫拉菌对多种抗生素具有耐药性，一般可以使用头孢菌素、大环内酯类、青霉素等。

耐药机制：研究表明，多个毒力因子在卡他莫拉菌的致病过程中发挥重要作用，细胞膜表面的黏附分子（如UspA蛋白、Hag/MID等）可介导卡他莫拉菌与呼吸道上皮的宿主表面受体结合，帮助细菌入侵上皮细胞逃避宿主的固有免疫反应。此外，生物膜形成也是卡他莫拉致病过程中的重要一环。β-内酰胺酶的产生是卡他莫拉菌主要的耐药机制，然而值得注意的是对于卡他莫拉菌所导致的中耳炎和COPD感染，常规的抗生素治疗效果不佳，针对卡他莫拉菌的有效疫苗尚在研发中，新药有望提高患者的生活质量，降低社会经济负担。[2]

---

[1] VERDUIN C M，HOL C，FLEER A，et al. Moraxella Catarrhalis：From Emerging to Established Pathogen [J]. Clin Microbiol Rev，2002，15（1）：125-144.

[2] PEREZ A C，MURPHY T F. A Moraxella Catarrhalis Vaccine to Protect Against Otitis Media and Exacerbations of COPD：An Update on Current Progress and Challenges [J]. Hum Vaccin Immunother，2017，13（10）：2322-2331.

少见不多怪的病原微生物感染

36. 路邓葡萄球菌——与众不同的凝固酶阴性葡萄球菌

Ω实验室外，一条小河向邻近的小镇蜿蜒而去，金色的晚霞映在河面上，张慕慕教授和小微博士坐在河边的椅子上，都在忙着用手机记录夕阳西下的美景。微风吹过，张慕慕教授披散着的头发被吹得有些凌乱，她一边整理头发一边说道："今天天气真好，这么暖和的天气，都让我感觉春天要到了呢！"小微博士站起来，将夕阳和晚霞作为背景，比着剪刀手，一边自拍，一边说道："是呀！天气真好！夕阳也好美呀！"二人一边拍照，一边闲谈，度过了一段短暂的悠闲时光。张慕慕教授看看手机时间，说道："小微，你照片拍好了吗？拍好的话我们回去吧！"小微博士说道："拍好啦！走吧！"

张慕慕教授和小微博士刚走进Ω实验室，就看到病床上躺着一位老年男性，床边围着医务人员和患者家属。一位医生见到张慕慕教授，说道："张教授，您来得正好，正要给您打电话呢！这个患者是刚刚被他的家人送来的，持续高热，怀疑感染，还要请你们看看能不能用人体遨游器进入患者体内看看。"患者女儿也上前说道："我爸半个月前因为心肌梗死在别的医院做了心脏支架手术，出院后我们都很注意他的身体，很怕他再出现什么问题，但是今天不知道为什么一直发热，吃了退热药也没有用，而且还有些胸痛。早就听说你们这里的医疗水平很高，我们就把我爸送过来了。医生，请你们一定要治好我爸呀！""我们会尽力的，你先别太担心。"张慕慕教授安抚完患者家属后，转头向小微博士说："小微，我再了解一下患者的情况，你先去通知其他人准备人体遨游器。"小微博士点点头，通知众人后便开始做准备工作。

张慕慕教授询问完患者情况后，见沈教授等人已做好准备工作，便说道："患者情况允许人体遨游器进入，大家可以开始了。"沈教授点点头，摁下按钮，打开人体遨游器的舱门，赵秋雨和小微博士走进被胶囊运输船包裹的人体遨游器，通过缩小放大射线缩小到普通胶囊大小。进入患者体内后，胶囊运输船很快溶解，小微博士和赵秋雨驾驶人体遨游器进入血管，就看见血液中白细胞明显增加。沿着血管向冠状动脉驶去的途中，二人不时看到球状或杆状的菌体，小微博士说道："现在可以确定是有细菌感染，但是我们遇到的细菌有的呈球状，有的呈杆状，这是怎么回事？难道患者感染的不止一种菌吗？"沈教授说道："暂时看不出来这个是什么细菌。你们先取点标本，继续走，看看支架那边的情况吧！""收到。"小微博士和赵秋雨闻言，取了标本便继续向前驶去。到了支架处，发现支架上已附着许多或球状或杆状的细菌，冠状动脉也已经十分狭窄。张慕慕教授皱了皱眉，说道："这很有可能是心脏支架手术引起的感染，需要尽快使用抗生素，并立即手术。秋雨，你先发射青霉素导弹试试能不能先消灭掉一部分细菌。"听了张慕慕教授的话，众人都十分紧张。赵秋雨收到指令后，立即向支架上的细菌发射青霉素导弹，被命中的细菌很快消失。张慕慕教授松了一口气，说道："还好这细菌可以被顺利消灭掉，你们先尽快巡逻一圈，继续用青霉素导弹消灭细菌，这里就交给你们了，我去准备手术。"

小微博士和赵秋雨很快就完成巡逻，从患者体内出来，患者立即被送往手术室。小微博士从人体遨游器出来后，就将标本交给林翎，并说道："你快去鉴定吧！我倒是很好奇这是什么细菌呢！"林翎点点头，将标本带回他的实验室进行鉴定。

小微博士的确十分好奇，翌日便前往林翎的实验室等待鉴定结果。"怎么样？鉴定结果出来了吗？是什么细菌呀？"小微博士迫不及待地问道。林翎说道："是路邓葡萄球菌。"小微博士问道："只有一种吗？昨天我看到既有球状也有杆状的细菌呢！"林翎说道："是的，路邓葡萄球菌是一种很特别的凝固酶阴性葡萄球菌，它可能存在革兰阳性球菌、革兰阴性杆菌、革兰阴性球菌三种形态，而且和其他凝固酶阴性葡萄球菌不同，它对 β-内酰胺类药物基本是敏感的，所以我们昨天用青霉素是可以消灭它的。"❶小微博士恍然大悟："你这么一说我倒是想起来了！是有这么一种与众不同的凝固酶阴性葡萄球菌！我记得它一般是在我们鼻腔中的，虽然造成感染时会有较强的致病性，但是在被制成抗生素后可大有用处，不但能杀灭超级细菌，还不易产生耐药性！"林翎点点头，也表示赞同。

✎ 科学白话说

路邓葡萄球菌：可引起多种感染性病，最常见的是皮肤和软组织感染，在少数情况下可引起高死亡率的侵袭性感染性心内膜炎，以及比其他凝固酶阴性葡萄球菌更具侵袭性的骨和关节感染。与其他凝固酶阴性葡萄球菌相比，路邓葡萄球菌感染的临床表现通常与金黄色葡萄球菌感染更相似。

---

❶ POYSER T A, DILIBE A, SHAW C, et al. From Obscurity To Spotlight：Staphylococcus Lugdunensis-Induced Infective Endocarditis, a Profound Case Unraveling [J]. Cureus, 2023, 15（9）: e44685.

治疗：路邓葡萄球菌引起的皮肤、软组织感染和心内膜炎仅靠抗生素治疗是不够的，患者通常需要接受相应的外科手术，如皮肤切开引流或瓣膜置换。与其他凝固酶阴性葡萄球菌不同，大多数路邓葡萄球菌对多种抗菌药物（尤其是青霉素类如苯唑西林）敏感。对于骨和关节感染，β-内酰胺类药物比万古霉素更具优势，因为它们具有更快的杀菌作用和更好的骨渗透性，并且显示出更少的不良反应。❶

耐药机制：与其他葡萄球菌相似，路邓葡萄球菌对甲氧西林的耐药性也是由于mecA基因所导致，该基因通过称为葡萄球菌盒染色体mec元件（SCCmec）的可移动遗传元件的水平转移而获得。❷

---

❶ PARTHASARATHY S, SHAH S, RAJA SAGER A, et al. Staphylococcus Lugdunensis：Review of Epidemiology, Complications, and Treatment [J]. Cureus, 2020, 12（6）: e8801.

❷ HEILBRONNER S, FOSTER T J. Staphylococcus Lugdunensis：a Skin Commensal with Invasive Pathogenic Potential [J]. Clin Microbiol Rev, 2020, 34（2）: e00205-e00220.

37. 凝固酶阴性葡萄球菌不致病？

又是一个寒冷的早晨，迎着刺骨的寒风，穿过长长的小路，在两排光秃秃的树的迎接下，小微博士终于到了 Ω 实验室。刚进门便看到沈教授已经到了实验室并准备开始工作，于是说道："沈教授早，你这么早就到了呀！这两天上班路上可真冷啊！"似乎为了印证小微博士的话，天上开始飘起了一片片雪花，"哇！下雪啦！"小微博士看到漫天飞雪一边欢呼，一边走到落地窗前开始拍照，"我可得好好拍拍，我们这儿可很少下雪呢！"看到小微博士这么兴奋，沈教授也忍俊不禁。"下雪了呀！"张慕慕教授走进实验室，"但是现在你要没有时间拍美景了哦，我这边有个化疗的患者，疑似感染，马上就要送过来了，又要请你们出场喽。"小微博士闻言，马上收起手机，开始进入工作状态。沈教授点点头，通知了其他人后，就开始调试设备。

在等待患者到来期间，张慕慕教授向大家介绍患者的病情："患者徐某某，男，64岁，诊断为胃恶性肿瘤，目前在化疗，所以使用了经外周静脉穿刺中心静脉置管（PICC），它可以避免化疗药物的外渗对局部组织的刺激，由于可以长期使用，避免了反复静脉穿刺，也可以满足肿瘤病人化疗多个疗程的需要。今天患者因持续高热来我们实验室，做了常规检查，感染指标偏高，我们考虑可能是PICC导管相关感染，所以要请你们用人体遨游器进入患者体内，查看一下患者感染的情况，要是可以的话，使用抗生素导弹快速治疗。"

患者被送来时，大家已经做好了准备工作。在张慕慕教授确认患者可以使用人体遨游器后，小微博士和赵秋雨进入由胶囊运输船包裹的人体遨游器，胶囊运输船缩小后，在沈教授的帮助下进入患者体内。"患者的PICC导管是从肘正中静脉插入，沿着静脉送到上腔静脉，小微，秋雨，你们进入导管看看。"张慕慕教授通过语音系统说道。小微博士和赵秋雨收到指令后，将人体遨游器直接驶向上腔静脉。刚进入上腔静脉，小微博士就在血液中发现了一些呈葡萄状排列的球形菌体，说道："是血流感染了，又是葡萄球菌，不知道这次是否是跟上次一样的金黄色葡萄球菌！"张慕慕教授说道："葡萄球菌对万古霉素基本都是敏感的，秋雨，你先发射万古霉素导弹帮患者解决燃眉之急吧，记得先取点标本，我们后续再鉴定是哪种葡萄球菌。"赵秋雨装备好万古霉素导弹，按下发射按钮，几枚导弹精准地落到葡萄球菌上，菌体随之消失。小微博士和赵秋雨驾驶着人体遨游器继续进入导管，在导管内也发现了许多葡萄球菌。张慕慕教授说道："这个PICC导管需要从患者体内取出，你们先从导管出去吧，去血液中再巡逻一圈，尽量把细菌清除掉。"小微博士和赵秋雨开始在患者血液中遨游，一路清理细菌，终于，二人完成任务，沈教授说道："小微，秋雨，辛苦你们了，你们先出来吧！"

小微博士和赵秋雨刚从人体遨游器中出来，就急忙把标本交给林翎，说道："标本给你，接下来就交给你啦！"林翎点点头："我会尽快出鉴定结果的。"众人各自回到自己的岗位上，患者也被送至病房进行后续治疗。

翌日上午，林翎就给出了鉴定结果，并向大家解释："这次的鉴定结果和上次不一样，并不是金黄色葡萄球菌，而是表皮葡萄球菌，一种凝固酶阴性葡萄球菌。凝固酶阴性葡萄球菌是广泛存在于健康人皮肤、口腔及肠道的正常菌，但要是认为它没有致病作用，那可就错了，随着临床上介入性诊断技术、免疫抑制剂、广谱抗生素等的广泛应用，凝固酶阴性葡萄球菌引起的感染日益增多，已经是医院感染的重要病原菌。这位患者长期使用化疗药物，置入的PICC导管也长期使用，不注意的话，很容易引起感染，很多导管相关的感染都是感染了凝固酶阴性葡萄球菌。"张慕慕教授也表示赞同："我们印象中凝固酶阴性葡萄球菌都是不致病或者毒力低的，但是如果像这位患者一样引起血流感染，那也是不容小觑的！"

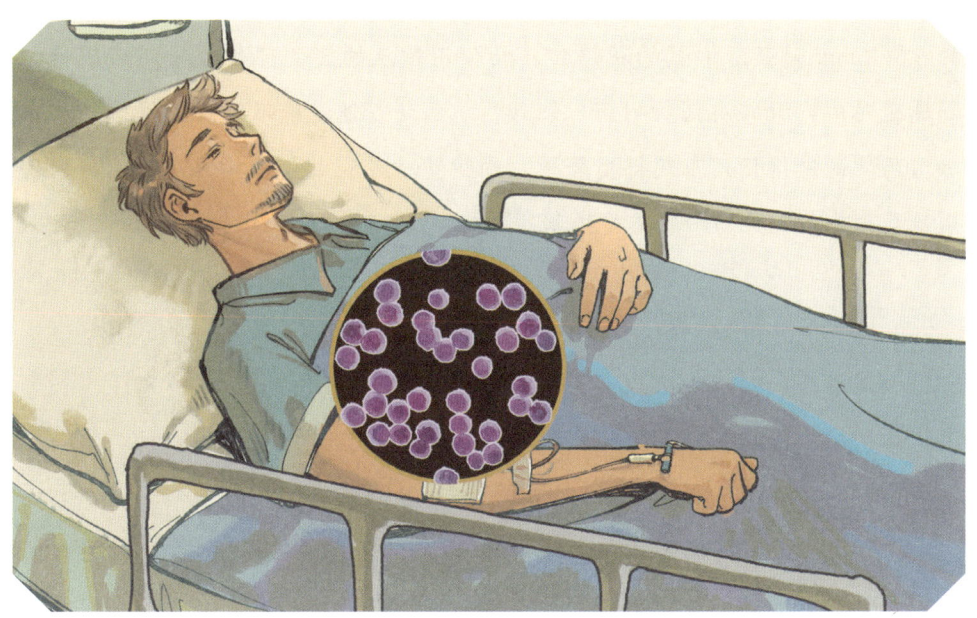

▲ 凝固酶阴性葡萄球菌感染

科学白话说

凝固酶阴性葡萄球菌：存在于健康人皮肤、口腔及肠道的正常菌，一直被认为无致病作用。但是随着介入性诊断技术、免疫抑制剂、广谱抗生素等的广泛应用，该菌种引起的感染日益增多，是医院感染的重要病原菌。

治疗：凝固酶阴性葡萄球菌感染的治疗需要考虑细菌菌种、感染部位、患者的免疫状态及是否存在植入导管等因素。表皮葡萄球菌感染的治疗通常选择万古霉素。甲氧西林敏感的菌株也可选择β-内酰胺类药物（如一代或二代头孢菌素）进行治疗。达托霉素和利奈唑胺对该菌也有良好的抗菌作用。

耐药机制：与金黄色葡萄球菌相似，耐甲氧西林的菌株是临床最为关注的，*SCCmec*耐药基因簇的获得和药物作用靶点的突变可导致凝固酶阴性葡萄球菌对β-内酰胺类药物耐药。此外，该菌还可通过降低细胞膜通透性和增加对药物的外排作用来获得耐药性。细胞壁增厚和成分结构改变也是凝固酶阴性葡萄球菌抵抗药物的重要机制。[1]

---

[1] BECKER K，HEILMANN C，PETERS G. Coagulase-negative Staphylococci [J]. Clin Microbiol Rev，2014，27（4）：870-926.

38. 美容需谨慎——小心感染分枝杆菌

阳光明媚，秋日的微风吹过，树叶被吹得吱吱作响，从树荫下抬头看，蔚蓝的天空显得格外好看。最近社会上掀起了一股美容风，到美容院做美容的人络绎不绝，各种新技术层出不穷，但同时伴随着的是各种皮肤问题的发生。

上午，Ω实验室的急诊科显得格外忙碌，急诊科医生接待了一位皮肤表面发红肿胀的李大姐，经过问诊得知李大姐特别爱美，经常去美容院做美容，最近美容院引进一项新的技术，可以拉皮，让皮肤富有弹性，恢复青春活力，所以李大姐二话不说就去了，但没想到几天后的早晨就发现脸上的皮肤发红、肿胀了，全身乏力，还有点发热，偶尔还有点儿咳嗽，李大姐的老公就急忙把李大姐送来医院。

接诊医生怀疑是细菌感染，如果不紧急处理，恐怕脓肿更加严重，就赶忙请了小微博士前来会诊。接诊医生快速解释了患者情况，小微博士戴上手套后轻轻按压了患者李大姐肿胀的脸部，发现有一些脓液流出。小微博士用拭子蘸取分泌物送去涂片和细菌培养鉴定及药敏试验，小微博士说道："这看起来的确像是细菌感染，但没有办法确定是哪一种细菌，这样就无法对症下药，患者现在低热，全身乏力，皮肤表面发红、肿胀，身体机能都在受到破坏，这得赶紧找到是哪种细菌才行。"小微博士迅速向赵秋雨的实验室走去："秋雨，我这边有个急诊患者，面部发红、肿胀，有分泌物流出，怀疑是细菌感染，你看能不能使用人体遨游器找寻一下细菌。"赵秋雨很爽快地点了点头，立马调试仪器。小微博士一边推着患者向实验室走去，一边转头对患者的丈夫说："简单来说，人体遨游器就是将我们医生包裹在胶囊运输船里，进入您妻子的身体，找出生病的原因，对症下药，这样对患者是最好的。"

"小微，我已经调试好设备了，可以进入人体遨游器了。"赵秋雨对小微博士说。

小微博士点了点头，立马进入人体遨游器。赵秋雨关闭舱门，将包裹着人体遨游器的胶囊运输船缩小后让患者服下，赵秋雨启动仪器，小微博士便操作着人体遨游器向皮肤深层驶去，经过错综复杂的皮肤网状结构，"面部组织部分纤维化，面部软组织有不同程度的肿胀和积液，以及局部结构和骨骼破坏。"小微博士对着话筒说道。

显示屏的画面一闪而过，赵秋雨似乎看到了红色的杆状物，小微博士也立即发现了，立即用放大射线将可疑细菌放大，"分支或者丝状的细菌，这有可能是分枝杆菌。感染面部的分枝杆菌，那就有可能是脓肿分枝杆菌，如果是脓肿分枝杆菌，那么肺部也会有损伤，我去肺部看看。秋雨，你呼叫林翊，确定是脓肿分枝杆菌的话，抗生素要慎重选择。"

小微博士操作人体遨游器向呼吸道赶去，穿过重重毛细血管，经过呼吸道，发现呼吸道有痰堵住，费了好大劲儿将痰移走后，立即向肺部移动："肺部有些红肿，充血……"这时，电脑弹出病人的分泌物检查报告，赵秋雨点开一看，立即告知小微博士："小微，分泌物涂片结果为抗酸染色为阳性，确定是分枝杆菌。"小微博士听到后松了口气。

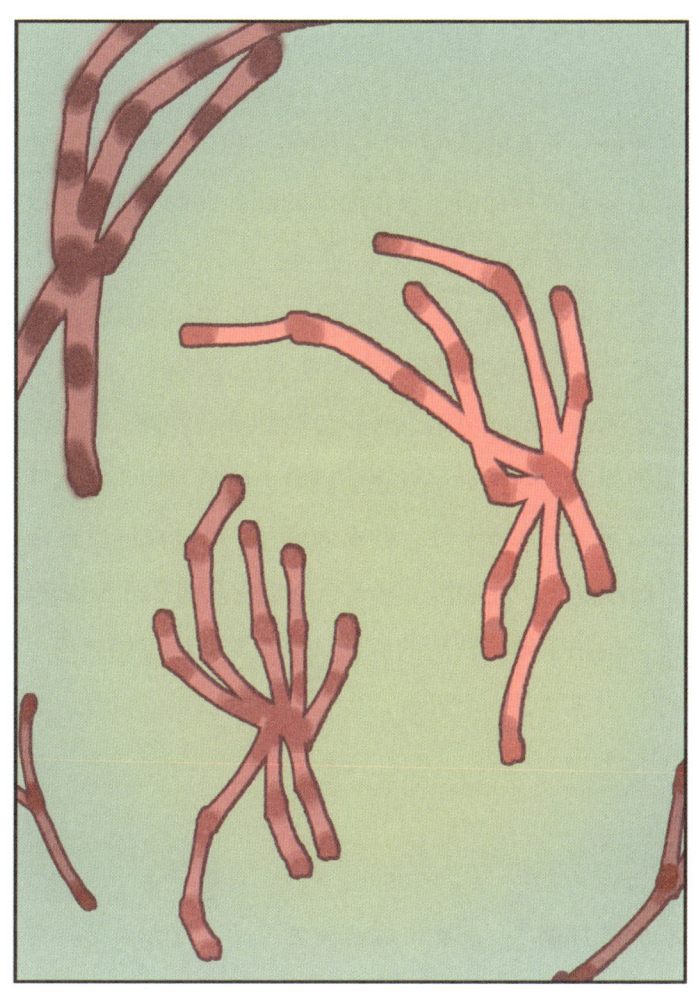

▲ 分枝杆菌镜下形态

林翊收到通知后立即赶来，了解患者情况后，说道："首先根据分泌物涂片检查结果，最可能的是分枝杆菌，可以先经验性应用头孢西丁或阿米卡星，推荐使用阿米卡星，后续再根据抗生素的敏感性，看需不需要更换抗生素。"

赵秋雨立即将阿米卡星装入抗生素B100发射器，按下发射按钮，发射器携带着抗生素击碎了分枝杆菌，患者面部的红肿现象立即有了改善，小微博士紧皱的眉头也有了缓解。

随后医生安排患者入院，并进行超声、CT、MRI等相关检查。在内窥镜辅助下，在B超引导下，医生对感染部位进行手术清创。

最终，分泌物培养结果显示患者感染脓肿分枝杆菌。药敏试验结果：对米诺环素、头孢西丁、阿米卡星敏感。患者出院后，医生医嘱开了克拉霉素或米诺环素、双环醇片3~6个月，嘱咐患者每2周检查一次血常规和肝肾功能。定期进行门诊复查，观察伤口有无感染复发及面部外观恢复情况。

小微博士不禁拍了拍赵秋雨的肩膀，笑了笑，心里感叹道：美容需谨慎呀！不过干得好，帮助了一个患者，今天又有收获啦。既是对赵秋雨说，也是对自己说。

科学白话说

快速生长分枝杆菌[1]：分枝杆菌属种类较多，可分为结核分枝杆菌复合群、非结核分枝杆菌和麻风分枝杆菌三类。非结核分枝杆菌根据生长速度，又可划分为快速生长分枝杆菌（Rapidly growing Mycobacteria，RGM）和缓

---

[1] BROWN-ELLIOTT B A，PHILLEY J V. Rapidly Growing Mycobacteria [J]. Microbiol Spectr，2017，5（1）.

慢生长分枝杆菌（Slowly growing Mycobacteria，SGM）两种类型。RGM 包含六个主要的复合群，目前已识别的 RGM 超过 75 个，约占所有分枝杆菌种类的 50%。RGM 在环境中普遍存在，因此其引起的感染最常见的是意外创伤后的伤口感染及手术（如眼科、骨科、整形和美容手术等）伤口感染。此外，RGM 还可引起导管相关性感染、播散性皮肤感染、慢性肺部感染、中枢神经系统感染和眼科感染等。脓肿分枝杆菌、偶发分枝杆菌和龟分枝杆菌是临床最重要的三种病原菌，占临床分离 RGM 的 80% 以上。❶

治疗：RGM 对一线抗结核药物不敏感，需要在敏感性试验的基础上选择合适的抗菌药物。此外，外科手术去除感染源也至关重要。阿米卡星是治疗多重耐药 RGM 的重要抗生素，其他可用于治疗 RGM 感染的药物还包括大环内酯类、氟喹诺酮类和利奈唑胺等口服药物及头孢西丁、亚胺培南和替加环素等不经肠道的药物。

耐药机制：除了分枝杆菌细胞壁的低渗透性，RGM 还可通过固有耐药、对药物的外排作用、药物激活酶缺陷及多种修饰酶对相应药物的灭活作用或对药物作用靶点的修饰作用等多种机制对利福平、异烟肼、乙胺丁醇、氨基糖苷类、大环内酯类、氟喹诺酮类、β-内酰胺类和四环素等多种药物产生耐药。RGM 暴露于抗生素环境中，可能会出现适应性耐药性，如克拉霉素和阿奇霉素。

---

❶ JOHANSEN M D, HERRMANN J L, KREMER L. Non-tuberculous Mycobacteria and the Rise of Mycobacterium Abscessus [J]. Nat Rev Microbiol，2020，18（7）：392-407.

39. 百闻不如一见——请看马红球菌

冬去春来，万物复苏，天气一天天暖和起来。小微博士最喜欢春天这样温暖但不炎热的季节，每天午餐过后只要有空闲时间，她就要约上科室伙伴一起在Ω实验楼下的花园走几圈。这天小微博士和赵秋雨正在餐后散步，突然一辆车停在了不远处，下来几个中年男士，其中一个身材高挑、发型中规中矩、身穿运动服的男士抬头看到是小微博士，立刻挥手大声说："小微，快过来看看。"小微博士二话没说快步走上前，走近一瞧车上有一位受伤的男士，而打招呼的那位男士是她的朋友小高。

"边走边说，先送他去治疗室。"小微博士和朋友简单打了个招呼，"这是我同事小严，大概20分钟前在比赛中不慎坠马，摔至泥土污水中，导致全身多处疼痛不适，可能因为吸入异物的原因，他呼吸急促、喘憋，考虑到事发地距离你们实验室不远，我们就第一时间把他送过来了。"小高一边搀扶同事，一边对小微博士说道。很快患者被推到治疗室，小微博士向值班医生述说了患者的大概情况后，医生立刻开始对患者进行检查。

一会儿，患者小严的所有检查做完了，首诊医生看了检查报告后第一时间拨通了沈教授的电话，"沈教授，今天中午12点20分我们接诊了一位患者，目前基本检查已做完，患者情况很严重，病情很急，如果不能快速找到病因对症下药，可能需要转重症病房。"接到电话的沈教授秒懂医生的意思："看来需要启动人体遨游器了。"很快沈教授召集张慕慕教授、小微博士、赵秋雨和林翊来到病房一起商量对策。

有着良好职业习惯的张慕慕教授，走进病房第一件事先看患者病例报告了解情况："患者左侧顶部头皮局部挫伤，少量渗血，双肺呼吸音粗，可闻及广泛喘鸣音，胸廓运动幅度较大，胸前区压痛（+），上腹部压痛（+）。查头颅+胸部CT提示肋骨骨折、胸骨骨折可能。初步诊断为肺挫伤，头皮血肿，继发急性呼吸窘迫综合征，导致呼吸衰竭、呼吸性酸中毒、乳酸酸中毒，不排除迟发性骨折、迟发性颅内出血、脾破裂等。"在张慕慕教授的带领下，大家花几分钟快速了解了患者的情况。"从患者高热、心动过速、呼吸急促、局部红肿、热痛等情况来看，像败血症的症状，患者应该是出现血流感染了，现在情况很不乐观，患者随时可能发生休克。"张慕慕教授凭着自身丰富的临床经验快速作出了初步的判断。"事不宜迟，马上去准备仪器调试，启用人体遨游器，尽快找出病原体。"沈教授毫不迟疑地作出了决定。"好，我和秋雨马上去准备。"小微博士转身和赵秋雨前往设备室。

很快小微博士和赵秋雨坐上人体遨游器，搭乘胶囊运输船顺利进入患者体内。"小微，你们首先去气管、支气管部位看看，这些部位肯定有大量痰液，先在痰液里找找。"张慕慕教授通过语音系统和人体遨游器内的两人沟通，"收到，出发。"早已整装待发的两人立即前往气管。守在屏幕前的张慕慕教授也没有闲着，通过询问患者她了解到，患者小严自身虽然没有严重的基础性疾病，但是有长期口服激素的经历，也就是这个原因导致他自身免疫力比较低下，才会出现受伤短时间内病情就发展如此快速。

另外一边人体遨游器成功进入患者体内，并很快来到气管部位，没过一会儿小微博士就在气管处的痰液里发现了"可疑物体",她举着透视放大镜对目标物来回地看着,"卵球形短杆菌、无鞭毛、无芽孢,只从这些特征很难判断是什么菌。"她自言自语道。张慕慕教授听了小微博士的话,立马说道:"小微、秋雨你们继续向前,到肺部看看。"听到指令后,赵秋雨驾驶人体遨游器来到肺部。在肺部小微博士发现了和痰液里一样的细菌,不一样的是,肺部积聚了大量卵球形短杆菌,很明显肺部存在比较严重的炎症感染,她想起张慕慕教授说的,败血症,血流感染,于是通过语音系统和外面显示屏前的伙伴沟通:"我们再去血液里看看。""我正有此意。"张慕慕教授和小微博士想到一处了。

在赵秋雨熟练又专业的操纵下,人体遨游器顺利经过血管壁来到血液里,很快从显示屏上可以看到血液里也存在大量的与肺部、痰液里一样的细菌。"肺部和血流同时感染,所以致病菌很可能是被肺巨噬细胞吞噬后胞内生长,引起严重的炎症反应导致巨噬细胞被破坏,巨噬细胞坏死后使得细菌随血流播散。"张慕慕教授话音刚落,就听到小微博士叫起来:"我有眉目了,听慕慕教授这么分析,我怀疑可能是马红球菌。林翊,麻烦你马上查询资料确证一下。""好的!"林翊用手扶了一下眼镜,打开笔记本电脑开始查询。不一会儿,就听到他说:"找到了。"沈教授和张慕慕教授上前查看后,张慕慕教授立马通过语音系统告诉人体遨游器上的两人:"小微,你的猜想是对的,从资料来看,患者受伤的环境和临床症状及目前我们看到的细菌形态都符合马红球菌的特点。""功夫不负苦心人,终于让我们找到答案了。"人体遨游器上的赵秋雨稍微松了一口气并感叹道。"现在还不是庆功的时候,你们进去太久,留给你们的时间不多了,马上准备发射抗生素导弹。"眼看系统已经在提示人体遨游器存电不多了,沈教授忍不住催了起来。"是的,时间不多了，秋雨，立即准备红霉素联合利福平的抗生素导弹。"张慕慕教授补充道。"收到！"赵秋雨迅速开始准备抗生素导弹，这是她最擅长的，快速找到想要的抗生素导弹，没花几秒钟就装载完毕，对着患者血液就开始发射抗生素导弹。发射完毕后她们又来到肺部，继续用抗生素导弹对致病菌进行攻击。接着两人开始返程，在返回途中赵秋雨还没忘记经过支气管、气管位置的时候也发射了一定量的抗生素导弹。最后她们在人体遨游器电耗尽之前，顺利回到了患者体外。"看来我得加油研制，尽快加大人体遨游器的续航能力。"看着小微博士两人顺利归来，沈教授微笑着说道。

在一群人争分夺秒的努力下，加上直接对感染部位进行抗生素治疗的先进技术，患者小严的病情很快得到有效控制，避免了被送往重症病房，后续治疗一段时间后便渐渐好转。

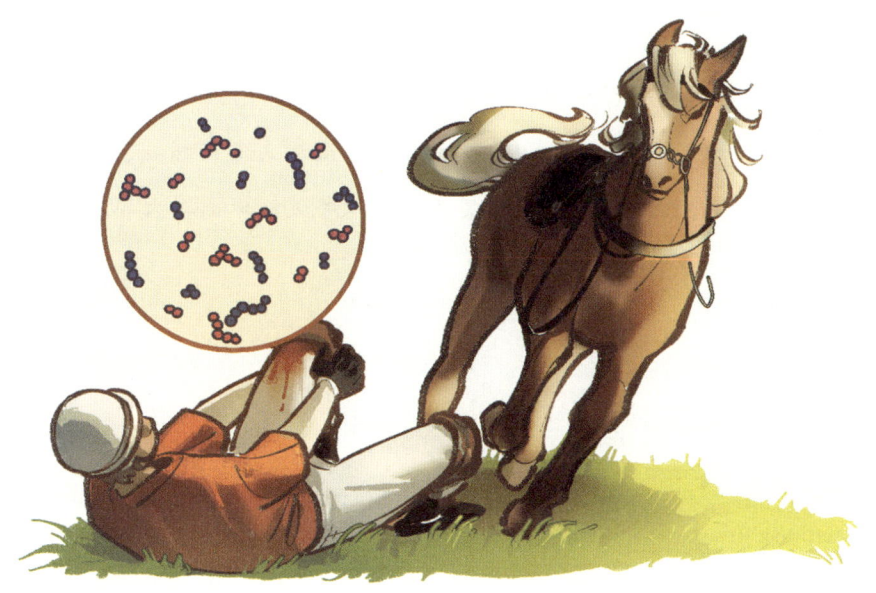

▲ "阴阳不定"的马红球菌

📖 科学白话说

马红球菌：马红球菌是一种革兰阳性需氧菌，是人类较少见的机会致病菌，多见于艾滋病患者和器官移植、恶性肿瘤、结缔组织病等免疫功能受损的患者。与动物接触是感染马红球菌的重要诱因，外伤感染导致皮下组织损伤，吸入性的肺部感染及血流感染是最常见的感染方式。

治疗：红球菌感染的治疗通常采用联合用药，首选药物为红霉素、利福平、亚胺培南、万古霉素、左氧氟沙星、氨基糖苷类、妥布霉素、庆大霉素和阿米卡星，也可以选择克林霉素、环丙沙星、复方新诺明、四环素类、利奈唑胺和头孢菌素类等。大环内酯类联合利福平是目前治疗红球菌感染最有效的方式。

耐药机制：红球菌对大环内酯类和利福平同时耐药的现象非常普遍。rpoB基因突变是导致利福平耐药的主要原因，细菌分泌的一些蛋白可使药物失活，从而获得利福平低水平耐药。[1] 对利福平耐药的红球菌往往同时携带其他耐药基因 [如 *erm*（46）、*sul1* 和 *tetRA*] 导致对大环内酯类、磺胺类和四环素类耐药。此外，23SrRNA基因突变也可以导致红球菌对大环内酯类产生耐药。[2]

---

[1] ÁLVAREZ-NARVÁEZ S, HUBER L, GIGUÈRE S, et al. Epidemiology and Molecular Basis of Multidrug Resistance in Rhodococcus Equi [J]. Microbiol Mol Biol Rev, 2021, 85（2）: e00011-e00021.

[2] MAJIDZADEH M, FATAHI-BAFGHI M. Current Taxonomy of Rhodococcus Species and Their Role in Infections [J]. Eur J Clin Microbiol Infect Dis, 2018, 37（11）: 2045-2062.

40. 败毒梭菌——恶魔的吻

静谧的实验室里笼罩着紧张的气氛，张慕慕教授盯着眼前的影像报告，眉头紧皱，身边的小微博士等人都沉默着。

这时，患者的初诊医生打破了沉寂，说道："张教授，这个患者结肠癌合并肠套叠，W医院对其进行了手术，术后出现发热，随后转入我们医院，病情不乐观。"

张慕慕教授仍然盯着前方的影像视频，继续保持沉默片刻后，终于转过身："CT扫描发现手术吻合口周围脓肿、主动脉周围脓肿和主动脉假性动脉瘤形成，不排除主动脉夹层的可能性。"她继续说道："做好患者家属的沟通工作。"

张慕慕教授继续转身盯着显示屏上的影像，默默地扎起头发，继续对小微博士说道："小微、秋雨，你们准备下设备，进入患者体内后重点检查患者手术部位和主动脉周围的情况。"

小微博士和赵秋雨一刻都不敢耽误，搭载人体遨游器进入患者体内，两人在患者的体内游走，此时的她们已达到结肠脓肿周围。

"秋雨，你取一些脓性物质，出去后让林翎进一步检查，我先查看一下脓肿部位的情况。"小微博士和赵秋雨分工合作，希望可以缩短检查的时间。

小微博士打开透视放大镜，随着镜头的主动排查，各个影像开始不断地在显示屏上跳跃，最后追踪定格在一条条细丝状的细菌上："梭菌？难怪有气体！"小微继续调试着放大镜的参数，通过智能系统进行匹配。

"小微，能判断是什么细菌吗？"屏幕前的张慕慕教授一边分析患者的影像学图片，一边观察患者体内的情况。

"不能完全判断，只能初步考虑是梭菌，需要林翎做进一步的分析。但是根据菌株的形态，结合患者有结肠癌病史，而且因为气体的产生而继发主动脉瘤，我怀疑和'败毒梭菌'有关系。"

"败毒梭菌感染通常与隐性恶性肿瘤有关，其中以胃肠道肿瘤最为常见，其次是血液肿瘤。在罕见情况下，败毒梭菌感染还可继发主动脉壁炎症、主动脉瘤、气性坏疽或肝脓肿等。"智能系统（小欧）立即调出了和败毒梭菌相关的信息和病例。

"谢谢小欧！"张慕慕教授开始查阅相关资料："秋雨，你有把握去一下主动脉的位置吗？确认一下那边的情况。"

"好的！我先对这边的感染病灶进行处理，再去主动脉。"秋雨熟练地操纵着遨游器，清除掉脓性物质，根据梭菌感染的情况发射青霉素导弹。

随后，秋雨驾驶着遨游器来到了主动脉位置，此时的主动脉壁已经像气球一样膨胀开。

小微打开放大镜，对主动脉进行透视，主动脉的内膜、中膜和外膜一起出现病理性扩张，像吹气球一样向外膨胀，细丝状和杆状的细菌此时也盘旋在组织的周围。

"主动脉瘤。"张慕慕教授看着膨大到极限的主动脉壁忍不住捏紧了拳头。

一直在身后没有说话的沈教授这个时候稳稳地拍了拍她的肩膀，这无疑给了张慕慕教授很大的信心。

"小欧，准备紧急手术，通知各部门做好准备。"此刻，张慕慕教授放下了心中的顾虑，沉稳地安排工作："小微、秋雨，做好抗感染治疗，退出患者体内，主动脉壁的情况很差，避免危险。林翎，拿到标本后尽早出检验结果。"

手术室里张慕慕教授和几个外科医生的额头上都开始渗出汗珠，而沈教授和小微博士几人守在观察屏幕前也不敢离开。

林翎做完标本检查来到了观察屏幕前，说道："败毒梭菌，检查到 α 毒素、β 毒素、γ 毒素和 δ 毒素等多种毒素，还有胶原酶、透明质酸酶、纤溶酶和脱氧核糖核酸酶等，这些都是造成患者严重损伤的原因。初步检测，该菌株对青霉素G、氨苄西林、氯霉素、克林霉素、红霉素、林可霉素和四环素都是敏感的。"

"真的是这个'恶魔'！"小微博士深知败毒梭菌的危险，双手不自觉地交叉放在了胸前祈祷："希望张慕慕教授手术能够顺利！"

时间悄无声息地流逝，手术室里的张慕慕教授终于完成了最后的缝合，一直观察着手术室里动静的几人终于缓了一口气。

"又是一场和恶魔抢人的战斗！"沈教授沉沉地吐出一句话，这样的战斗在全球的各个地方上演着，这也许就是他不断研究新技术的动力，只为了战胜"恶魔"，唤醒一个个被"恶魔"亲吻的人！

科学白话说

败毒梭菌：败毒梭菌是一种革兰阳性厌氧芽孢杆菌，罕见椭圆形末端孢子，以细长丝状最为常见，偶见"柠檬状"和"舟状"，为梭菌性肌坏死的病原菌之一。败毒梭菌在土壤和动物中普遍存在，据文献记载，可在正常人的阑尾中定植，但是在健康人群的粪便中很少检出。[1]败毒梭菌感染通常与隐性恶性肿瘤有关，其中以胃肠道肿瘤最为常见。其次是血液肿瘤。在罕见情况下，败毒梭菌感染还可继发主动脉壁炎症、主动脉瘤、气性坏疽或肝脓肿等。

致病机制：败毒梭菌产生多种外毒素（α 毒素、β 毒素、γ 毒素和 δ 毒素），和酶（胶原酶、透明质酸酶、纤溶酶和脱氧核糖核酸酶等），其中 α 外毒素是主要的致命毒素，可造成溶血、肌肉坏死、组织水肿；而酶具有强烈的促进糖和蛋白质分解作用，可导致机体产生大量的不溶性气体，使组织积气。机体吸收大量外毒素可引起严重的毒血症，直接侵犯心、肝、肾等脏器，造成多脏器功能衰竭。[2]

检测技术：血平板培养24小时可见针尖样菌落，培养48小时可见薄膜迁延状菌落。常用鉴定方法有常规培养、质谱鉴定、16S rDNA测序、23S rDNA测序和mNGS等。

治疗：败毒梭菌通常对青霉素G、氨苄西林、氯霉素、克林霉素、红霉素、林可霉素、四环素等敏感。建议尽早使用静脉抗菌药物治疗，包括大剂

---

[1] SRIVASTAVA I，ALDAPE M J，BRYANT A E，et al. Spontaneous C. Septicum Gas Gangrene：A Literature Review [J]. Anaerobe，2017，48：165-171.

[2] 徐赵钕，余欣颐，苏菲菲. 自发性败毒梭菌感染一例 [J]. 中华临床感染病杂志，2019（3）：217-219.

量青霉素，如有多脏器感染，可联用其他抗菌药物。克林霉素被认为可以防止毒素的合成，并且在动物模型中被发现比青霉素更有效。外科手术治疗也至关重要，外科手术包括筋膜切开和清创、肠切除或肢体截肢术。❶

耐药机制： 某些败血梭菌菌株含有携带了万古霉素耐药基因簇的质粒DNA，可导致对万古霉素耐药。

---

❶ 唐芹芳，罗容. 化脓性肝脓肿继发败毒梭菌气性坏疽和脓毒血症1例[J]. 中华传染病杂志，2023，41（3）：220-222.

41. 河流漫游球菌——独特的球菌

小微博士和张慕慕教授几人一起站在实验室的落地窗前，看着远方铅灰色的天空，一片片洁白的雪花被释放出来，开始漫天飞舞。

"下雪了，下雪了，我好久没有见到这么大的雪了！"小微博士的天性一下子被释放了出来，激动地指着窗外。

"你不愧是'南方小土豆'啊！看个雪也能激动成这个样子。"赵秋雨打趣地说道。

张慕慕教授抬手摸了摸小微博士的脑袋说道："要不，晚上我们吃饺子吧，今天刚好冬至，秋雨这个地道的北方人可是非常擅长包饺子呀！"

小微博士的脸上瞬间又提亮了一个度，还没等小微把"好"字说出口，实验室的智能系统"小欧"开始通知大家接收患者。

"好吧！感觉晚上是没有饺子可以吃了。"小微博士摊摊手，"小欧，汇报一下什么情况。"

此时的病区里躺着一个老年男性患者，"小欧"已经开始汇报患者的基本资料："70岁男性患者，全身性高血压，血脂异常，持续高热5天，并伴有头痛、肌痛和厌食症，昨日突然呼吸困难，被W医院转送到我们这里。"与此同时，几人眼前的移动电子投屏不断地出现患者转院前的检查指标。

"小欧,准备一下实验室,把患者转移到实验室来。"张慕慕教授开始抬手扎起自己的头发:"小微、秋雨,又需要你们帮忙了,先排查一下患者发热的原因。林翎,患者到实验室后,你先给患者做一下实验室检查。"

几人间的默契在几次接诊的过程中不断地累积,不需要太多的话语就能够落实到位。随着缩小射线的启动,缩小后的小微博士和赵秋雨随着人体遨游器被胶囊运输船包裹着进入了患者体内。随着人体遨游器在血液当中游走,小微博士和赵秋雨观察到了零星地呈现球状和链状的细菌,细菌的周围被白细胞和红细胞包围着,但是结构没有特殊性。

"球菌?"小微博士扫描着眼前快速游走的细菌:"林翎,可能需要你进行体外的快速鉴定了。"面对没有典型形态的细菌,"小欧"也没办法准确地确定细菌的名称。

林翎立即抽取了患者的血液,放入了全自动的PCR分析仪内,此时的张慕慕教授听到是球菌,眉头微微皱起:"小微,我需要探查一下心脏的位置,心脏血流速度太快,遨游器不适合靠近,会有危险,你和秋雨先出来吧。"

"为什么去心脏?"赵秋雨有点不明白地向小微博士问道。

"链状排练的球菌,张慕慕教授是想排除是否有心内膜炎的可能。"此时的小微博士已经考虑到了最坏情况。

随着人体遨游器的退出,"小欧"启动了智能机器人超声系统,随着超声系统的探查,在心脏的瓣膜上看到了赘生物,张慕慕教授不得不面对这个最坏的情况,林翎的实验数据也在张慕慕教授思考后续处理方案的时候投放到了显示屏上。

"河流漫游球菌,一类革兰阳性球菌,通常以单个、成对或链状排列为主,具有鞭毛,兼性厌氧,在5% CO_2血琼脂平板上的生长良好。关于漫游球菌引发人类感染的病例与研究报道较为罕见，其中河流漫游球菌能够引起人类和动物的感染，如伤口感染时会出现边缘皮肤红肿、患肢肿胀、周围皮肤张力增加及皮温升高，并伴随压痛和触痛。若临床上不及时给予合理的抗感染治疗，可能导致血流感染，有感染性心内膜炎的报道，严重时甚至危及生命。"林翎顿了一下，继续说道："该菌对大多数药物敏感，对克林霉素和氧氟沙星耐药。"

"河流漫游球菌？真的好少见到这个细菌的血流感染，形态也不典型，难怪我和小欧都没认出来。"小微皱皱鼻子。

"谢谢你们，秋雨准备好相应的抗生素，接下来要看我的了。"张慕慕教授一边往实验室外走去，一边吩咐着"小欧"："小欧，通知手术室，患者需要手术介入。"

赵秋雨准备好了万古霉素后和小微博士、林翎汇合："这一场大手术下来，冬至是吃不到饺子了！"

林翎笑着推着小微博士和赵秋雨出了实验室："你们去准备我们的冬至饺子吧，记得包硬币啊！我在这边等着手术的组织物送出来，做进一步的检验。"

手术室的门终于打开了，顺利完成手术的张慕慕教授回到休息室。休息室的桌子上放着水果和饺子，看着趴在休息室桌子上睡着的小微博士和赵秋雨，张慕慕教授微笑着捏着饺子塞进嘴里，对着后面进来的林翎比了一个"嘘"的手势。

"心脏瓣膜的赘生物和坏死组织当中都检查到了河流漫游球菌。"林翎小声地说道。

"还好手术很顺利，患者的情况稳定。我们的饺子也很顺利，来年会有好运气哦！"张慕慕教授吐出嘴巴里的硬币，对着林翎比画着手势。

科学白话说

河流漫游球菌：漫游球菌最早分离于鸡粪和河水中，是人和动物的机会致病菌，可出现在粪便储存池、发酵物、手工酸奶、牛肉泥等。河流漫游球菌是一类革兰阳性球菌，通常以单个、成对或链状排列为主，具有鞭毛，兼性厌氧，在5% CO_2血琼脂平板上的生长良好。目前可引起人类褥疮性溃疡、心内膜炎和菌血症。[1]

致病机制：关于漫游球菌引发人类感染的病例与研究报道较为罕见，其中河流漫游球菌能够引起人类和动物的感染，如伤口感染时会出现边缘皮肤红肿、患肢肿胀、周围皮肤张力增加及皮温升高，并伴随压痛和触痛。若临床上不及时给予合理的抗感染治疗，可能导致血流感染，有感染性心内膜炎的报道，严重时甚至危及生命。

检测技术：经过24小时的培养，细菌长成了针尖大小、灰白色、表面光滑且凸起的小菌落，呈现出轻微的α-溶血现象。继续培养48小时后，菌落的形态变得更为明显，同时α-溶血现象也更加显著，溶血环逐渐增大。常用鉴定方法有常规培养、16S rDNA测序、23S rDNA测序和mNGS等。[2]

治疗：漫游球菌感染的治疗方案因感染的严重程度而异。漫游球菌对大多数抗菌药物，如氨苄西林、甲氧苄啶-磺胺甲基异噁唑、万古霉素、替考拉宁和利奈唑胺等敏感，对大环内酯类、林可酰胺类、四环素和氟喹诺酮类

---

[1] 周婷，曹喻，段晓雷，等. 首次从人左股骨下段术后感染穿刺液中分离河流漫游球菌[J]. 中华医院感染学杂志，2019（18）：2825-2829，2846.

[2] 王晓苏，朱嘉嘉，张李涛，等. 从慢性胆囊炎患者胆汁中分离出河流漫游球菌1例报道[J]. 检验医学，2023（2）：200-202.

的耐药率较高。❶

耐药机制：漫游球菌对大环内酯类和林可酰胺类的耐药性主要由于细菌靶位点的修饰（如 *erm* 基因），以及对抗生素（如 *mph* 和 *lnu* 基因）的修饰导致。漫游球菌携带的 *tet* 基因通过对核糖体的保护或对药物的外排作用而对四环素产生耐药。氟喹诺酮类的耐药则是由于靶基因 gyr 或 par 的突变。漫游球菌还可携带多种修饰酶（如 AAC、APH、ANT 等）对氨基糖苷类抗生素进行化学修饰，使其丧失抗菌活性。

---

❶ RACERO L，BARBERIS C，TRAGLIA G，et al. Infections Due to Vagococcus spp. Microbiological and Clinical Aspects and Literature Review [J]. Enferm Infecc Microbiol Clin（Engl Ed），2021，39（7）：335-339.

42. 惠普尔养障体——意料之外的"罪魁祸首"

"呼叫张教授，呼叫张教授，儿科急诊需要支援，需要支援！"刚扒了几口饭的张慕慕教授还没开始休息就接到了儿科急诊的支援请求。今年入冬以来，在新型冠状病毒、肺炎支原体、甲型流感病毒和乙型流感病毒的轮番"轰炸"下出现越来越多的重症肺炎患儿，儿科的负担越来越重。作为临床医学博士、Ω实验室医学顾问，每遇到棘手的症状的时候，张慕慕教授就被第一时间呼叫。来不及多想，张慕慕教授咬着一块面包，急匆匆地往儿科赶去。

"什么情况？"张慕慕教授看到家属围着一个脸色发紫的小孩子急得团团转。

责任医生马上拿过平板指着一份胸部CT的报告焦急地说："张教授，这个孩子7岁，发热38.1℃，咳嗽、呼吸困难、氧分压低，来我们医院之前已经在X医院住院2天了，接受了阿莫西林/克拉维酸钾静脉注射1天，美罗培南1次，雾化、高流量吸氧治疗，但是，病情依然恶化，X医院紧急把他转到我们医院来了。这是他的CT报告，您看，左肺上叶完全突变，左肺上叶支气管梗阻，左肺下叶大面积高密度影。"

"塑形支气管炎？病原学检查了吗？肺炎支原体是最常见的致病性原因。

此外，腺病毒、流感病毒和bocavirv也可引起塑形支气管炎。"张慕慕教授脱口而出。

"一入院就查了，您看，肺炎支原体、肺炎衣原体、流感病毒、腺病毒、bocavirv、冠状病毒、呼吸道合胞病毒、鼻病毒、人偏肺病毒、副流感病毒、肺结核等病原学检测均为阴性。"责任医生很无奈地说。

"都是阴性的？"张慕慕教授皱起了眉头，看了一眼吸着氧气仍然一脸青紫的患儿，"呼叫一下小微博士和赵秋雨，我需要她们的帮助。"

"张教授，患儿很棘手吗？"接到支援请求的小微博士一进实验室就看到把微卷的长发扎起来的张慕慕教授，就觉得这个患儿的情况不简单。

"是的，患儿，男，7岁，塑形支气管炎，但是常规病原学检查均为阴性，目前患者左肺完全突变，氧分压持续下降，不找到病因快速处理，恐怕很快就会陷入呼吸衰竭了。"张慕慕教授一边戴着手套，一边说着。

"那么严重？"小微博士转过头看了下身边的赵秋雨，"走吧，我们调试一下设备，抓紧处理。"长期的配合，已经不需要她们之间多交代什么。

等到赵秋雨调试好设备，小微博士和赵秋雨第一时间坐上了人体遨游器，"张教授，人体遨游器准备完毕，等待组装出发。"

随着缩小射线的一阵强光，人体遨游器被装进了胶囊运输船，"今天的患者比较特殊，你们被最大限度地缩小了，需要你们进入左肺，取出栓塞的痰栓，并查看真正的致病菌。"张慕慕教授一边说，一边轻柔地用支气管软镜将胶囊运输船送进了患儿的气道。

"收到！放心吧！张教授！"小微博士对着显示屏比了一个大大的剪刀手，"交给我们吧！"

赵秋雨驾驶着胶囊运输船，随着速度的加快，船身开始分解，抵达左肺肺门的时候只剩下了人体遨游器，透过人体遨游器的摄像头，显示器上豁然出现一个巨大的痰栓，完全阻挡住了前往主支气管的路。

"阻塞得那么厉害，难怪连我们的张教授都那么紧张。"门口传来了沈教授的声音，是沈教授和林翎得到消息后赶来了。"小微，秋雨，打开遨游器内置的缩小器，前几天刚给飞船装上的，把痰栓缩小后取出，避免损伤患儿的支气管壁。"

"沈教授，又给我们添加新武器了！"听到有新武器，赵秋雨的眼睛瞬间亮了起来，随着缩小器的运行，支气管的通路马上被打开了，人体遨游器伸出抓手，取走了变小的痰栓。随着痰栓的取出，患儿原本紫绀的嘴唇开始有了些血色。

"让我看看罪魁祸首是谁吧！"小微博士打开了透视放大镜，镜头开始不断地在显示屏上跳跃。

"这是什么？"镜头定格在一群杆状和丝状的细菌上，陌生的细菌让赵秋雨不由得看向小微博士。

"惠普尔养障体！"小微博士调整了透视放大镜的参数，镜头中出现了菌体的内部结构，"你看，它有独特的三层包膜糖蛋白结构，属于放线菌目纤维素单胞菌科养障体属，是一种革兰阳性杆菌。1997年才在巨噬细胞中成功培养，是非常容易被误诊或漏诊的一种病原体。"作为病原微生物专业的专家，每次涉及病原微生物，小微博士的脸上总是闪烁着特殊的光彩。

"患儿的情况是由它引起的吗？没有听说过惠普尔养障体会引起儿童塑形支气管炎呀！"面对陌生的病原菌，赵秋雨立即用系统查询惠普尔养障体的致病性和治疗方式。

"我不确定，惠普尔养障体在环境中普遍存在，通过粪、口途径传播，人群中有不少的健康带菌者，确实是能够引起慢性感染或者急性感染，导致惠普尔病，但是非常少见。"小微博士拨开额前的刘海，希望能通过透视放大镜寻找到更多的线索。

同时在屏幕前的张慕慕教授和沈教授也都攒起了眉头，通过语音设备对着小微博士说道："小微、秋雨，你们再看一下有没有别的情况，惠普尔养障体引起的感染本来就少见，往往表现为多系统的病症，特征为关节症状、慢性腹泻、吸收不良和体重减轻，其他器官也可能单独感染，但是目前主要见于中枢系统和心脏瓣膜的感染，导致肺部感染的病例确实罕见。"

"沈教授，张教授，我这边已经全面搜索了，只发现了惠普尔养障体致病的可能性，不排除是它的原因。"小微博士在全面检查后坚定地说。

"林翎，你怎么看？"沈教授转身看向身边的林翎。

"在没有其他症状的情况下，惠普尔养障体引起肺部急性感染的案例太少了，常规的培养不能够鉴定该病原。小微，取出来的痰标本送测mNGS！"林翎推推鼻梁上的眼镜，思考了一下后说："但是这个患儿不排除惠普尔养障体导致的非典型感染，我建议先治疗。多西环素、大环内酯类、酮内酯类、氨基糖苷类、青霉素、利福平、替考拉宁、氯霉素和复方磺胺甲噁唑都有效，但是 $gryA$ 和 $parC$ 基因的作用，氟喹诺酮类可能天然耐药，同时惠普尔养障体二氢叶酸合成酶（folP）编码基因的突变也会对磺胺类产生耐药。"将惠普尔养障体抗生素治疗的方式和耐药机制传输到实验室系统中，"目前推荐的治疗方法是头孢曲松或美罗培南治疗14天，随后口服联合复方新诺明治疗12个月，另一个更为合理的替代方法是在头孢曲松后使用后羟氯喹和多西环素的联合治疗12个月。对于局部感染，使用多西环素和羟氯喹治疗12~18个月，也可以通过补充IFN-γ以增强抗生素的抗菌效果。对于出现眼部、心脏和中枢神经系统受累等晚期症状的患者，治愈比较困难，往往具有较高的复发率和死亡率。"

张慕慕教授和沈教授对视了一眼，微微点了头便通过语音系统对赵秋雨说道："秋雨，按照惠普尔养障体的治疗方案来吧！"

"收到！看我的！"秋雨迫不及待地拿出她心爱的抗生素B100发射器，"头孢曲松导弹定位完毕，发射！"

"辛苦秋雨、小微，你们准备一下，我接你们出来！"张慕慕教授启动退出程序后开始呼叫Ω实验室的智能系统"小欧"："小欧，联网该患儿的端口，密切关注患儿的情况，有异常情况立即通知大家！"

"收到指令，张教授！"实验室里传来"小欧"的声音。

2周后。

"亲爱的慕慕，你居然给我们准备了那么多苹果！"刚到餐厅的小微博士捧起一个又大又圆的红苹果。

"这可不是我准备的！"张慕慕教授揉揉蓬松的卷发，"这是上次那个惠普尔养障体感染的小男孩送来的，今天他出院了，秋雨还特地给他研制了糖果味道的羟氯喹和多西环素带回去口服，为了感谢我们，他抱着一大袋苹果一定要送给我们！"

"是他呀，他也算是万里挑一的头一例了，想都没想到惠普尔养障体还能引起塑形支气管炎，还好处理及时，恢复得很顺利！"小微博士咬了一口香甜的苹果，"秋雨，来吃苹果，希望大家都能平平安安！"

沈教授看着热热闹闹进餐的伙伴们，转眼看向窗外的雪花，心里默默想着能不能创造出更好的预防及检测方式，以避免惠普尔养障体的感染和漏诊。

📖 科学白话说

惠普尔养障体：属于放线菌纲、放线菌目、纤维素单胞菌科，属于革兰阳性杆菌，但是革兰氏染色着色不良，抗酸染色阴性。在电镜下可见杆状，具有独特的三层包膜糖蛋白结构。到目前为止从环境标本及临床患者心脏瓣膜、脑脊液、关节液、粪便、十二指肠活检标本、痰液、肺泡灌洗液、血液、胸腔积液等标本中检出，以环境中检出居多，通过粪、口途径传播。❶

致病机制：惠普尔养障体感染常表现为自限性胃肠炎、发热、咳嗽、菌血症等，大部分急性感染者会产生自身免疫反应并清除病原体，少部分会出现无症状携带或慢性感染，可表现为心内膜炎、脑炎、关节炎、淋巴结炎、葡萄膜炎等。❷

检测技术：惠普尔养障体的检测技术主要包括：Grocott 六胺银染色、PAS、IHC 染色、qPCR、16S rDNA 测序、23S rDNA 测序和 mNGS。

治疗和耐药机制：青霉素、四环素、头孢呋辛、美罗培南、甲氧苄啶、多西环素和羟氯喹均可用于治疗。❸ 目前推荐的治疗方法是头孢曲松或美罗培南治疗 14 天，随后口服联合复方新诺明治疗 12 个月；一个更为合理的替代方法是在头孢曲松后使用羟氯喹和多西环素的联合治疗，这种用于经典惠普尔病的治疗方案包括多西环素和氢氯喹治疗 12 个月。对于局部感染，使用多

---

❶ JIN X, ZHANG C, CHEN C, et al. Tropheryma Whipple-induced Plastic Bronchitis in Children: A Case Report [J]. Front Pediatr, 2023, 11: 1185519.

❷ MARTH T, MOOS V, MÜLLER C, et al. Tropheryma Whipple Infection and Whipple's Disease [J]. Lancet Infect Dis, 2016, 16(3): e13-22.

❸ 《临床微生物学手册（第 12 版）》（第一、二卷）重磅发布 [J]. 中华医学信息导报, 2021(6): 12.

西环素和羟氯喹治疗12~18个月，随后进行终身随访的治疗方案。对于出现眼部、心脏和中枢神经系统受累等晚期症状的患者，治愈较为困难，这些患者往往具有较高的复发率和死亡率。有学者提出可以通过补充IFN-γ以增强抗生素的抗菌效果。❶目前报道，二氢叶酸合成酶（folP）编码基因的突变导致惠普尔养障体对磺胺类产生耐药。

---

❶ DOLMANS R A，BOEL C H，LACLE M M，et al. Clinical Manifestations, Treatment, and Diagnosis of Tropheryma Whipple Infections [J]. Clin Microbiol Rev，2017，30（2）：529-555.

43. 逆行的尿气球菌，少见的血流感染

A市在一场场绵绵秋雨中渐渐地换上了冬装。办公室已经早早地开启了空调，小微博士冲了杯美式咖啡，望着在玻璃窗上胡乱拍打的雨水喃喃道："降温了，冬天还是来了。"Ω实验室的同事们也陆陆续续来上班了。惬意的时光总是短暂的，站在窗边的小微博士看到一辆救护车飞驰而去，不知道又会是一个怎样的棘手病患。

十几分钟后，救护车拉着刺耳的警报直冲急诊室而来。救护车上的120随行医生将患者推入急诊室后，马上就和急诊室的医生阐述患者的基本情况："患者男，74岁，乏力盗汗1个月，昏迷2小时，体温39℃，呼吸30次/分，心率110次/分，可闻及心脏杂音，皮肤散在瘀点，近两个月食欲下降，体重减轻，无外伤史，无输血史。患者的静脉通路已开。家属说患者1个月前感觉有尿痛尿急。"急诊室的王医生接手了该患者，通过初步体格检查，王医生对患者家属说："目前患者情况比较紧急，我们先做几个急诊检查，便于明确病因。"陪同的家属是患者子女，听了王医生的话后立马点头答应。于是，王医生给患者开了尿常规、血常规+CRP、血培养、尿培养、急诊生化等，由于患者处于昏迷状态，有些检查不能马上进行。一小时后，检查报告陆续发送至医生站。王医生看了之后叫来家属说："你父亲目前检查结果是炎症

指标较高，有轻度贫血，血凝功能有问题，心脏方面的指标也提示心脏有问题，我们目前考虑的是一个感染性发热导致的昏迷，需要住院治疗，具体哪类病原菌导致的感染还需要几天时间。""医生，你们可不可以快点找到病因，几天时间我们怕老人家熬不起啊！"家属显然很是着急。王医生想了想说："我们有一个 Ω 实验室，他们的仪器非常先进，可以帮助我们快速找到病灶确定致病菌，你们稍等，我先联系一下沈教授。""好的，好的，谢谢医生！"王医生立刻拨通了沈教授的电话："沈教授，急诊室现有个昏迷高热男性患者，家属希望可以尽快明确致病菌，我想借助你们的实验室可以吗？""没问题，王医生，你尽快带患者过来。""好的沈教授，详细病情等我到了再和张教授谈。""可以。"得到明确答复后，王医生迅速带着患者及家属赶往 Ω 实验室。

与此同时，沈教授和他的研究员们已经整装待发，静候患者到来。没过多久，护工推着平车和王医生一起来到实验室。张教授听完王医生的病情汇报后，皱了皱眉说："根据现有的情况，判断是个血流感染，等待培养的结果时间比较久，在实验室里，我们可以利用先进的仪器进入人体血液中寻找可能存在的病原菌。"一旁的小微博士提议："我可以和林翎搭乘人体遨游器进入体内。"林翎点点头表示赞同，"那外面就由我来盯着。"赵秋雨也不甘示弱。很快，赵秋雨准备了装载好人体遨游器和胶囊运输船，并利用放大射线将其放大至能容纳人进入的大小，待小微博士和林翎进入人体遨游器内，她利用缩小射线将包裹着人体遨游器的胶囊运输船缩小至胶囊大小。而王医生利用胃管将胶囊传送到患者胃部。随后，赵秋雨在电脑上启动运输船溶解模式，并对人体遨游器内的小伙伴道："现在运输船正在溶解过程中，你们乘坐的遨游器现在已经十分微小，并且可以通过肠壁上的毛细血管进入血液循环,请小心驾驶!""收到!"林翎待胶囊运输船彻底溶解后便小心地操纵着人体遨游器进入肠道,他通过十二指肠球部的毛细血管顺利地将人体遨游器驶入血液循环中。此刻的小微博士密切关注着周围的血液。大量的红细胞、白细胞及血小板从面前流过。人体遨游器实在太小了,犹如一叶扁舟在大海里沉浮。渐渐地,林翎适应了血液环境,驾驶得更为平稳。没过多久,小微博士就有了发现:"你们快来看,这里有细菌,还被包了层生物膜,里面是球菌,直径大概1~2mm,呈四联排列,菌体呈卵圆形,无芽孢,不运动。"赵秋雨通过电脑传来的画面迅速将其捕捉记录。林翎和小微博士继续在血液里遨游。而当人体遨游器进入心脏后,他们发现患者的心脏瓣膜上有一赘生物,利用透视放大镜观察后发现里面的细菌和血液中的细菌十分相似,几乎可以断定是同一种细菌。赵秋雨经过各种比对,询问道:"小微博士,这是一种气球菌属细菌吗?""我觉得它就是!"他们一边回答一边往外撤。在一旁默默关注的张教授思索后道:"这可能是一个尿路感染逆行引起的血流感染,目前患者又有心脏瓣膜赘生物,考虑尿路感染引起的心内膜炎,患者情况比较紧急,必须尽快使用抗生素治疗。"王医生急忙问:"张教授,那抗生素药如何选择?""对于尿路感染,我们可以选用呋喃妥因,而血流感染可以使用青霉素和氨基糖苷类药物联合治疗。林翎,这类细菌它的耐药情况怎么样?"张教授对于自己不能确定的方面开始向林翎询问,毕竟林翎可是专攻细菌耐药方面的。刚从人体遨游器里出来的林翎不假思索道:"目前,临床常用的抗生素对气球菌属细菌都是有效的,但从动物分离到的气球菌有携带一些耐药基因,对一些特定的抗生素比如利奈唑胺、氯霉素、红霉素、四环素、磷霉素、甲氧嘧啶和氨基糖苷类等会有潜在耐药情况,建议通过药敏结果科学用药。"王医生得到结果后迅速带着患者前往住院部进行住院治疗。

第三天，该患者的血液培养报阳，尿液培养也培养出了细菌，最终经过鉴定是尿气球菌。小微博士说："这种尿气球菌可形成生物膜，通常与老年人的尿路感染密切相关，还可以引起心内膜炎、腹膜炎、败血症、脓毒血症和软组织感染等严重感染。"两天后，张慕慕教授从临床得到了一个好消息，之前气球菌感染的患者经过这几天的治疗已经从昏迷中醒过来，体温也控制住了，没有再往上升。临床继续采用青霉素和氨基糖苷类药物联合治疗。

　　经过半个月的治疗，患者的血培养、尿培养均没有再培养出细菌后顺利出院。患者家属来到Ω实验室，激动地说："太感谢你们了！正是因为你们的专业帮助，我父亲才能快速得到治疗，才能恢复得这么好！"

科学白话说

气球菌属：可定植在上呼吸道和皮肤上，也可潜伏在尿液中，老年人或者并发症患者，引起侵袭性尿毒症或者感染性心内膜炎，通常愈后良好。[1]

治疗：呋喃妥因（尿感）、青霉素和氨基糖苷联合用药治疗心内膜炎和血流感染。气球菌中对人类致病的主要是尿气球菌和血气球菌，可引起尿路感染和侵袭性感染（如感染性心内膜炎）。大多数气球菌对β-内酰胺类以及其他种类抗生素敏感。β-内酰胺类如青霉素适用于治疗侵袭性气球菌感染，在感染性心内膜炎中应考虑联合使用氨基糖苷类药物。尿路感染的治疗取决于病原体种类。尿气球菌对磺胺类耐药，对氟喹诺酮类的耐药率也较高。呋喃妥因可用于治疗尿气球菌感染，磷霉素对尿气球菌有效，但对血气球菌无效。

---

[1] RASMUSSEN M. Aerococci and Aerococcal Infections [J]. J Infect，2013，66（6）：467-474.

耐药机制： 目前暂无关于临床分离菌株耐药机制的报道。分离自动物的气球菌可携带能够导致利奈唑胺、氯霉素、红霉素、四环素、磷霉素、甲氧嘧啶和氨基糖苷类等多种药物耐药的基因。[1]

---

[1] RASMUSSEN M. Aerococcus : An Increasingly Acknowledged Human Pathogen [J]. Clin Microbiol Infect, 2016, 22（1）: 22-27.

44. 斑疹伤寒病原体——胞内寄生的立克次体

"这个冬天是真冷啊！"林翎搓着手走进Ω实验室，跟几个伙伴说道。

"实验室可是恒温呢，林研究员。不过这个冬天这么冷，一些无家可归的流浪汉也不知道挨不挨得过去，哎。"小微博士叹着气，看了看实验室外雾蒙蒙的天空。

突然，Ω实验室的警报灯响起，医护人员从救护车上推下来一位脸色绯红的流浪老人，进入实验室，责任医生跟小微博士沟通："这是我们人民医院的患者，已经高热、寒战2天了，而且出现了反应迟钝、胡言乱语、双手震颤等问题，还有恶心、呕吐的反应，我们已经给他用了广谱的抗生素头孢菌素和抗病毒药，但是都没有起效。我们检验科反馈没有培养到细菌真菌，分子生物学方法也没检测到病毒，主要是老人家年纪大了。没有查清楚病因，我们也不敢随意用药，所以只能送来Ω实验室找沈教授进行诊断和治疗。"

沈教授从办公室走出来，了解了情况，跟小微博士商量，决定用人体遨游器去患者体内看一下情况，是否存在没有检测到的病原体。

赵秋雨和张慕慕教授今天也都在实验室，随着人体遨游器进入血液中，两位也在外面大屏幕查看患者的血象情况，并和责任医生了解更多患者的基本情况。人体遨游器随着血液流经各个器官，都没有看到明确的病原体，但注意到小血管和毛细血管有病变的情况。这时张慕慕教授发现患者脖子上有不太明显的皮疹，于是问责任医生其他地方是否还有皮疹。

责任医生说："患者的胸部和腹部也有少量的皮疹，但是不太明显，我们一开始怀疑是因为流浪者的居住环境不好，可能是因为有虱子，所以挠的。确实我们一开始在患者的衣服上还发现了一些虱子，后面换了病号服就没有出现了。"

张慕慕教授跟还在人体遨游器的两位沟通："沈教授，小微，你们看一下血管内皮细胞的形态，用透视放大镜看一下细胞内是否有寄生的病原体。"沈教授和小微瞬间明白了张慕慕教授的意思，透视放大镜查看了患者肺部的毛细血管内皮细胞，果然发现里面有球杆状，或杆状，或长丝状体的病原体，放大镜测量出体长多在微米级别。小微博士用人体遨游器拍了很多病原体的形态特征，沈教授又看了患者其他部位的小血管，也多多少少有病原体的侵入。

沈教授和小微博士从人体遨游器里出来，跟责任医生一起商量患者的病情："目前来看，患者不是病毒、细菌、真菌感染，最大可能就是立克次体。从患者的基本情况和体内病原体的形态来看，建议用多西环素进行治疗，同时对患者给予降温、保肝、改善凝血、加强肾灌注等对症支持。同时采用立克次体凝集实验（外斐反应）和分子生物学方法进行确认。"外斐反应为1∶160，弱阳性，确诊为流行性斑疹伤寒，且PCR确认为普氏立克次体。

患者在正确方法的治疗下，很快就恢复了意识，生命体征平稳，总算是熬过了这一劫。普氏立克次体引起的流行性斑疹伤寒在我国为丙类传染病，早期诊断困难的主要原因包括以下几点：一是斑疹伤寒临床表现和肺炎、败血症、病毒性脑膜炎等疾病很相似，不具有特异性，因此常常误诊；二是缺乏快速准确的实验室检测方法，外斐反应阳性率早期偏低，通常潜伏2~3周后才会升高呈阳性或弱阳性，靶向PCR又需要怀疑才会开展，现有的mNGS方法价格又较高。针对立克次体引起的感染，要尽量结合临床基本信息，目前普氏立克次体的传播途径都是通过人—虱—人方式，要注意个人卫生，同时可以通过注射立克次体疫苗进行防护。

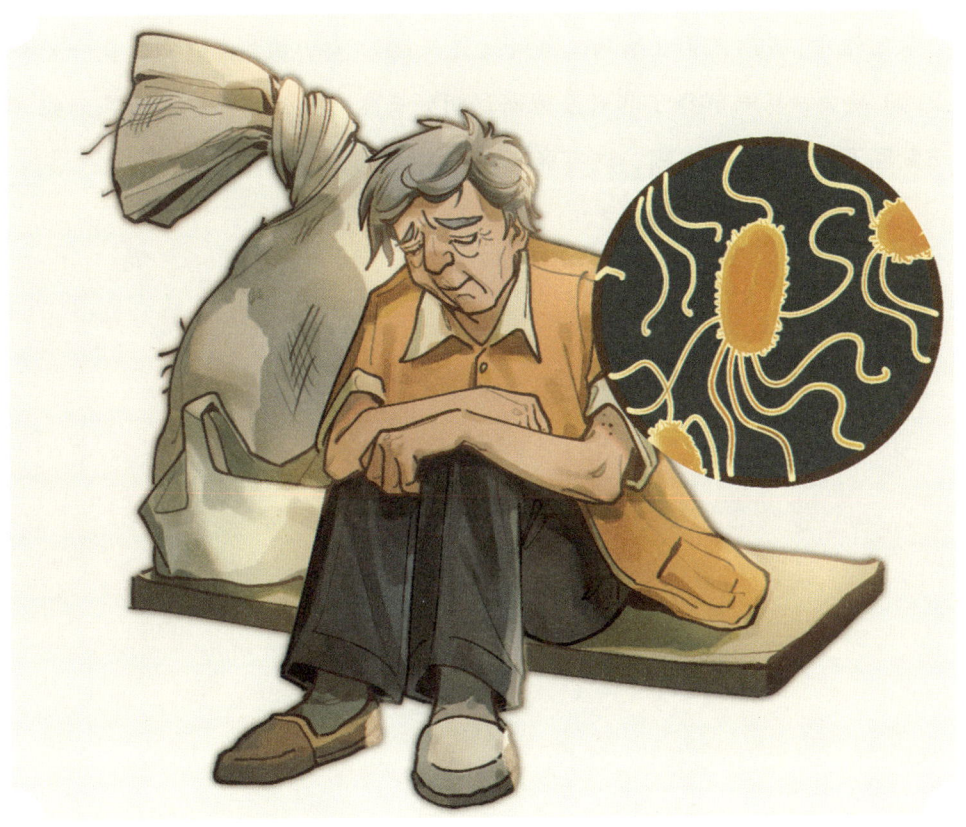

▲ 小心虱子携带的立克次体感染

📝 科学白话说

治疗和耐药机制：立克次体的治疗主要用四环素类抗生素作为一线治疗手段，氯霉素、氟喹诺酮类、交沙霉素、阿奇霉素和克拉霉素可以作为替代药物。立克次体对药物的耐药机制主要如下：*rpoB*基因突变导致对利福平耐药，立克次体伤寒群与立克次体斑点热群在核糖体蛋白L22的高度保守区域存在三个氨基酸差异；这可能解释了立克次体斑点热群对红霉素的天然耐药性；康诺尔立克次体基因组中含有氨基糖苷3'-磷酸转移酶；在立克次体菌株的基因组中，*folA*基因（编码二氢叶酸还原酶）/*folP*基因（编码二氢叶酸合成酶）缺失，从而解释了其对复方新诺明的天然耐药性。立克次体基因组中还发现了多个外排泵基因，这可能与部分抗生素的耐药性相关。[1]

---

[1] Rolain J M, Raoult D. Genome Comparison Analysis of Molecular Mechanisms of Resistance to Antibiotics in the Rickettsia Genus [J]. Ann N Y Acad Sci, 2005, 1063：222-30.

45. 时刻谨记保护自己
——小心"梅毒螺旋体"

秋天总是多愁善感的，绿叶慢慢染上黄色、红色、棕色等各种色彩，仿佛是大自然的调色板。清风拂过，落叶纷飞，仿佛一只只彩蝶翩翩起舞，拂去秋天的伤感。

救护车的警笛声响彻整个急诊室，小微博士早已习惯这种快节奏的生活，立马拿上听诊器跑出办公室接应患者。

"患者，男性，38岁，有1个月的面部、躯干和四肢多处疼痛性皮肤溃疡病史。皮疹开始时为丘疹和结节性病变，在2周前发展为脓疱和疼痛的溃疡，被诊断为坏疽性脓皮病并接受了甲泼尼龙治疗。目前，体温38.2℃，出冷汗，面部有溃烂伤口，性接触史不详。"跟车的医生汇报道。

小微博士戴上手套，触碰患者面部溃烂，用拭子蘸取溃烂部位，送往微生物实验室培养。并抽血做血培养核查是否有传播疾病。

"先给患者换上病患服，我去找秋雨。"

还没到实验室，张慕慕教授就打来电话，"小微，你到更衣室看一下吧。"张慕慕教授焦急地说。

小微博士快马加鞭地赶往更衣室，拉开帘子，看到患者性生殖器周围成片的溃烂，小微博士也是不由得倒吸一口凉气。"这看起来像是一期梅毒，一期梅毒的特征表现为硬下疳和淋巴结肿大。硬下疳通常在外生殖器部位形成无痛性溃疡，具有高度传染性。淋巴结肿大在硬下疳出现1~2周后发生，但没有疼痛。刚刚接触过患者的人手上都没有伤口吧，大家注意防护，先保护好自己。"幸而大家手上都没有伤口。

张慕慕教授在进一步询问中得知，该患者表示其在度假期间进行了无保护的性行为，其伴侣嘴唇上有伤口，这可能是感染源。

小微博士平复好心情，立刻打电话给赵秋雨，"秋雨，你现在立刻准备调试仪器，这边有个疑似梅毒的患者，我们需要尽快确认。"收到消息的赵秋雨知道事情的严重性，立刻调试设备。

"张慕慕教授，一会我俩一起进去，相互有个照应。"小微博士对张慕慕教授说。张慕慕教授点点头。

"小微博士，设备已经调试好，患者可以进入了。"赵秋雨对小微博士说道。

小微博士点了点头，立马进入人体遨游器，赵秋雨关闭舱门，将包裹着人体遨游器的胶囊运输船缩小后让患者服下。赵秋雨启动仪器，小微博士和张慕慕教授操作着遨游器一路向下探索。

"皮下血管周围组织伴有中性粒细胞、淋巴细胞、浆细胞浸润。"张慕慕教授说。

"我们要驶入生殖器了。"小微博士给自己打气。

"小心，一切安全为上。"赵秋雨满脸愁容。

进入生殖器，映入眼帘的是一团团苍白密螺旋体，"苍白密螺旋体，是梅毒病的病原体。"小微博士拿出放大镜，可以清晰地看到梅毒病原体是由外膜、肽聚糖层、内膜、原生质圆柱和周质空间组成。

"慕慕，确定是梅毒，准备青霉素。"小微博士说到。

"收到。"

只见张慕慕将青霉素抗生素装入抗生素B100发射器，按下发射按钮，发射器携带着青霉素抗生素击碎了苍白密螺旋体，直至出舱，小微博士悬着的心才慢慢放下。

而后，实验室检测结果显示，非密螺旋体性病研究实验室检测滴度为1∶8，密螺旋体特异性抗体检测显示TPPA试验、IgM免疫印迹和IgG ELISA试验均为阳性。

患者转入病房后，肌肉注射2.4 mg苄星青霉素，每周一次，持续3周。6个月后，溃疡完全愈合，但仍有萎缩性瘢痕；RPR滴度降至1∶1，HIV血清学检测为阴性。

与此同时，小微博士也请来了Ω实验室性传播办公室的相关负责人员对患者进行了性科普，在进行性行为时戴安全套，不仅是对自己负责，也是对他人负责。

✎ 科学白话说

梅毒螺旋体治疗和耐药机制：无法培养，无法做体外药敏试验。治疗药物通常为：青霉素、头孢曲松、四环素等。治疗梅毒的首选抗生素仍然是青霉素，替代治疗方法包括头孢曲松和多西环素。青霉素耐药的报道较为罕见。23S rRNA基因的突变可导致大环内酯类药物治疗梅毒失败。❶

---

❶ CHEN CY，CHI KH，PILLAY A，et al. Detection of the A2058G and A2059G 23S rRNA Gene Point Mutations Associated with Azithromycin Resistance in Treponema Pallidum by Use of a TaqMan Real-time Multiplex PCR Assay [J]. J Clin Microbiol，2013，51（3）：908-13.

46. 不简单的面瘫——神经莱姆病

春雷滚滚，春雨绵绵，润物细无声，草长莺飞的暖春悄悄来临。河畔的垂柳随风摇曳，对岸的樱花怒放枝头。午后时光总是惬意的、慵懒的，幼童们在春日里尽情嬉戏，此情此景恰好对应了高鼎的《村居》："草长莺飞二月天，拂堤杨柳醉春烟。儿童散学归来早，忙趁东风放纸鸢。"

春天的慵懒一点儿也不影响实验室的忙碌，此刻的实验室又来了位棘手的患者。患者男性，58岁，是位工人。主诉：右侧面瘫3年，左侧面瘫1年，视物双影半年。患者3年前出现右侧面瘫，当地医院针灸治疗后好转，遗留右眼闭目不全。一年前出现左侧面瘫，伴有头痛，右眼视力下降，远视力为主，面瘫缓慢加重，1个月达顶峰；半年前，患者视物双影，向左、向前均有，左眼外展受限，应用"辅酶Q10、鼠神经生长因子"后视物成双改善；两个月前，患者左侧耳鸣，听力下降；1个月前视物成双加重，伴有头痛及右侧眼眶疼痛，右眼视力下降至接近失明。患者近1个月体重下降10千克。已收住入院。患者否认慢性病等病史，年轻时曾患"胸膜炎"。患者出生于吉林，已定居青岛十余年。吸烟30余年，每日10支，否认酒、药物等不良嗜好。否认中毒史。无家庭遗传倾向的疾病。入院前常规化验未见明显异常。入院后神经系统查体如下：右侧瞳孔直径4mm，对光反射迟钝，仅有光感；

左侧瞳孔直径3mm，对光反射灵敏，视力正常。右眼内收、下视受限，左眼上斜、外展受限；双侧颈纹浅，双侧闭目不全，双侧鼓腮漏气。左耳听力下降；双侧咽反射小时，悬雍垂偏向左侧，伸舌居中。其他正常。

张教授看着电脑上患者的病历皱起了眉头，无疑，患者从3年前开始出现症状至今从未治愈过，患者的病情已拖延了太久，恐怕会有后遗症。不过，再难也得一步一步来，首先必须明确病因。"既然患者胸腹盆腔CT未见肿瘤，肌电图正常，腰椎穿刺仅脑脊液生化示蛋白0.47g/L，患者的主要临床表现为多颅神经损伤，那么我们就先进入患者体内寻找病变部位，看能否找到病因。"待张慕慕教授说完，小微博士和林翎就默契地开始了准备工作。一切准备就绪后，张慕慕教授嘱咐患者吞服胶囊。赵秋雨盯着电脑屏幕上显示的胶囊位置，等它进入胃内，赵秋雨启动胶囊溶解功能，使胶囊运输船在胃内溶解，释放小微博士和林翎乘坐的人体遨游器。遨游器通过胃大弯上的毛细血管进入血液，因为患者并没有发热，降钙素原未见升高，因此小微博士和林翎决定直接驾驶遨游器进入患者脑部查探。在林翎的小心操作下，遨游器顺利通过血脑屏障进入颅内。他们经过灰质，到达髓质，因为髓质内含有神经纤维和核团。该患者表现出多颅神经损伤，小微博士决定首先观察患者的颅神经有无异常，其次进入侧脑室查看脑脊液情况。由于大脑结构非常复杂，林翎高度集中注意力，十分小心地驾驶遨游器，而小微博士则全神贯注地观察着复杂的神经网络，不敢有丝毫松懈。

时间一分一秒地过去，实验室里的其他人只能耐心等待，希望小微博士能尽快找出问题所在。就在众人等得开始有点焦虑时，电脑上终于传来了嘀嘀声。赵秋雨第一时间打开了小微博士传来了信息：这是一种疏螺旋体，长约25 μm，宽约0.22 μm，有7个螺旋，螺距2.1~2.4 μm，末端大多尖锐，呈纺锤形，每个末端有7~11根鞭毛，运动活泼；再根据其核酸结构，可以推断出这是一种名为伯氏疏螺旋体的微生物。"所以这位患者是因为感染了伯氏疏螺旋体导致的神经莱姆病！"张慕慕教授看着这份简讯给出了最终诊断，"莱姆病是由蜱虫叮咬后导致的人兽共患疾病，多夏季发病。当蜱虫吸食宿主如鼠、鸟、兔子、狼、狗、牛、马等的血液时，伯氏疏螺旋体就会趁机进入蜱虫体内，等蜱虫叮咬人体的时候，这些病原体就顺势完成了转移过程。在我国黑龙江、吉林、辽宁、内蒙古、河北、北京、山东、新疆、江苏、安徽、宁夏、湖南、湖北、四川、重庆、贵州、福建、广东18个省（市、自治区）都是莱姆病的自然疫源地。颅神经受累是早期莱姆病最常见的表现，其他表现包括脑脊髓炎和脑病。莱姆病二期影响神经系统可出现面瘫或脑膜炎等神经莱姆病，常见神经三联征是脑膜炎、颅神经炎、神经根神经炎。特别是面神经炎是莱姆病最常见的神经病学表现，10%出现面神经麻痹，其中25%为双侧面神经麻痹。莱姆病是最常见的已被证实的获得性面神经麻痹病因。"

在张慕慕教授阐述的这段时间里，小微博士和林翎已经顺利离开人体，并处理好了人体邀游器。张慕慕教授见两人出来了就问道："林翎，伯氏疏螺旋体的耐药性如何？"林翎想了想说："疏螺旋体对多种抗生素体外药敏试验表现为敏感。目前发现对大环内酯类和林可酰胺类有耐药性。一切有临床表现的伯氏疏螺旋体感染都应使用抗生素治疗。口服多西环素和阿莫西林已成为治疗早期莱姆病和孤立性莱姆病最常用的药物，对青霉素过敏患者可使用头孢呋辛或红霉素。孕妇及8岁以下儿童不应使用多西环素。神经莱姆病通常推荐静脉给药，首选三代头孢菌素（头孢曲松或头孢噻肟），用于大多数病例至少维持4周的治疗。晚期脑脊髓病病例中，治疗后需要几个月才能观察到临床改善。莱姆病成功治疗后也可能出现长期的轻度至中度记忆、情绪和认知问题。"

该患者经过一个月的治疗，临床症状有所改善，但由于他病情拖延太久，未来可能会有后遗症，尽管如此，结果还是可喜的，实验室成功找到了病原体，并且使患者得到了很好的治疗，患者病情不仅得到了控制，还阻止其进一步恶化。临床神经莱姆病目前还是一种非常棘手的疾病，从就诊到痊愈往往需要几年时间。

科学白话说

伯氏疏螺旋体：伯氏疏螺旋体引起的莱姆病是一种经蜱虫叮咬传播由伯氏螺旋体感染所致的人兽共患自然疫源性疾病，主要流行于温带和亚热带地区。该病系全身性疾病，可影响皮肤、关节、神经系统和心脏等多种脏器。

治疗：一切有临床表现的伯氏疏螺旋体感染都应使用抗生素治疗，抗生素种类及剂量的使用取决于临床表现和疾病阶段。如为单纯在感染后皮肤上出现特征性皮疹（红斑），推荐口服多西环素、阿莫西林或头孢呋辛酯治疗。对于部分关节炎及三期疏螺旋体病可推荐静脉注射头孢菌素或青霉素G。疏螺旋体对多种抗生素体外药敏试验表现为敏感。目前发现对大环内酯类和林可酰胺类产生耐药是核糖体结构改变所致，而且由可移动元件介导。也有报道显示，*gyrA* 突变可导致对Coumermycin耐药（青霉素的一种），小核糖体RNA亚基的同源突变可导致对氨基糖苷类耐药，*parC* 基因突变可导致对氟喹诺酮类耐药。TolC样外排系统也可导致疏螺旋体对抗生素产生耐药性。[1]

---

[1] DARREN J TROTT, SAM ABRAHAM, BEN ADLER. Antimicrobial Resistance in Leptospira, Brucella, and Other Rarely Investigated Veterinary and Zoonotic Pathogens [J]. Microbiol Spectr, 2018, 6（4）.

47. 离你我并不遥远的钩体病

早秋是小微博士最喜欢的时节,每天午饭后,她总爱在 Ω 实验室楼下小池塘的凉亭坐一会儿,看看自由游泳的鱼和水面云朵的倒影,池边的芦苇也向她揭露了风的痕迹,小微博士不由地看出了神。可是突然一阵刺耳的警笛声让她回过神来,只见一辆救护车闪着灯停在 Ω 实验室大门口。小微博士知道又来了需要紧急救助的患者,于是她马上跑过去,看到躺在担架上的是一个大伯,皮肤粗糙黝黑,眼睛紧闭,嘴里一直含糊不清地说着什么,很难受的样子。小微博士把耳朵贴近,才听到几句:"哎呀,我的腿好痛啊。"

将大伯转移到治疗室后,医务人员对他进行信息记录:患者姓余,是周围村子里的村民,平时靠种水稻为生。对患者进行检查发现:他体温很高,有 39.8 ℃,并且他一直说自己头痛腿痛,时不时还咳嗽。沈教授看了患者的病历,说道:"他这样高热已经持续了 6 天,当地的医生也使用了美罗培南进行抗感染治疗,但效果并不是很好。而且患者又出现了肺部病变,CT 的结果显示他的肺部有感染合并肺水肿,而且血液检查中关于感染的指标,像白细胞数、降钙素原等,也都高出正常值一大截。除此以外,患者的尿量也明显减少了很多，说明他的肾脏也有一定的损伤。"小微博士说："患者的情况十分紧急，已经明确他的体内有感染，但还不知道具体是什么感染。"沈教授同意小微博士的看法，于是转头问赵秋雨和责任医生："像患者这样的情况，我们用人体遨游器进入他的体内查看，对他的影响大不大？"赵秋雨说："设备这方面没问题，需要看看患者的身体状态能不能支持我们进入。"责任医生说："目前患者各种情况比较稳定，而且人体遨游器进入查看对体内影响较小，整个期间，我们也会一直监测他的身体情况的。如有突发情况，也可以随时终止查看。"沈教授说："小微，那我们现在开始准备进入患者的身体里，看看他究竟是什么感染吧。"小微博士点点头，说："好的，我们现在就开始。"

于是大家分头行动，赵秋雨开始调试设备，小微博士坐在人体遨游器中进行初始化，医疗人员和张慕慕教授监测患者的身体情况。调试完成后，赵秋雨对坐在人体遨游器里的小微博士点点头，示意她马上要进行设备缩小了。只见牵拉门内的人体遨游器舱门缓缓关闭，然后两片巨大塑料膜在门的前后出现，慢慢形成半球状，在人体遨游器的前后靠近，最终将人体遨游器包裹形成一个大大的胶囊形状。沈教授对一旁的医务人员讲道，这是胶囊运输船，是可以抵抗胃酸的材料制成的，可以保证人体遨游器不被胃酸破坏。而我们可以控制它，当我们到达指定位置后，通过控制能够破坏胶囊，让人体遨游器在身体内活动，观察体内的情况。这时只听突然一声响动，一层楼高的胶囊运输船突然缩小为真正的胶囊大小，从牵引门上掉了下来。赵秋雨得意地说道："这也是我们最先进的发明之一，缩小放大射线，能够让物体变大成我们想要的大小。并且可以穿透，就像现在看到的运输船变成了真正胶囊大小，但里面的人体遨游器却已经变成了10nm，更有利于在体内穿梭和观察。当然，人体遨游器的大小我们也可以控制。"

护理人员把变小的胶囊运输船给患者服下，赵秋雨也打开了安装在其表面的摄像头。通过摄像头可以看到胶囊运输船很顺利地进入了患者的胃中，由于最近进食较少，他的胃里基本没有食物。沈教授通过语音传输设备对小微博士说："小微，患者的肾损伤相对较严重，一会儿到肠道后你直接去那边看看情况吧。"小微博士对着摄像头比了一个"OK"的手势。胶囊运输船在到达肠道后，赵秋雨控制胶囊裂开，小微博士驾驶人体遨游器缓缓而出，她打算通过血流进入患者的肾脏，于是她打开了人体遨游器的大灯，开启肾脏定位，驾驶着遨游器往患者肾脏走去。

小微博士通过血管进入患者的右肾，刚进入，小微博士就看到肾的各个肾盂都在排出尿液，可是奇怪的是，好像尿液中还混杂着其他的东西。小微博士让摄像头对准这些看不清的东西，沈教授在实验室内也看到了，于是对小微博士说："小微，既然这些东西是随着尿液排出的，那不如你再去膀胱看看吧，也许能看得更清楚。"小微博士说："好的。"然后就驾驶着遨游器从输尿管进入膀胱。

在膀胱里，小微博士发现这些东西更多了，也看得更清楚。它们和人体遨游器差不多大，在10nm左右，末端分别弯曲，像个钩子，她也抓紧拍摄了多张照片。沈教授在屏幕里一眼就看出，说："这是钩端螺旋体！"旁边的医务人员和张慕慕教授一听，突然眼前一亮。感染科的张主任说道："如果是钩端螺旋体，那一切都能解释通了。包括患者的持续多日的发热、肺部改变和肾脏损伤。之前下级医院只使用了美罗培南进行治疗，钩端螺旋体对这种药并不敏感，所以治疗无效。而且患者是种水稻的农民，现在正是收割水稻的时节，也符合钩端螺旋体感染的流行病学特征。"沈教授点点头，说道："是的，但我们还需要进一步确诊，现在需要采集患者的尿液进行血清学检查，来确定这个确实是钩端螺旋体。"于是，医护人员采集了患者的尿液，检验科医生马上进行显微镜凝集实验和ELISA实验，结果均为阳性。感染科张主任得知结果后，马上将患者的抗生素换成青霉素，并针对他的其他症状进行治疗。

三天后，余大伯退烧了，肺部症状也得到明显改善，得知自己是接受了特殊的检查才确诊病因，他十分感谢沈教授和小微博士团队。沈教授去看望他时，他激动地拉着沈教授的手，感谢他的 Ω 实验室救了自己。沈教授也安慰他道："余大伯，您现在已经没事了，后面积极配合治疗，很快就可以回家啦。"小微博士站在后面看着他们拉着手说话，对这个秋天又有了新的理解。

科学白话说

钩端螺旋体：会导致钩端螺旋体病，是一种人兽共患病。人类主要通过接触受感染动物的尿液或污染的水源、土壤而感染。该病在中国较为常见，尤其是在农村和洪水多发地区，风险最高的职业是奶牛挤奶工，水上娱乐休闲运动和生态旅游也是旅行者钩端螺旋体感染的常见因素。发病最初10天，血液、脑脊液和腹透液中可以分离出钩端螺旋体。

治疗：目前治疗人钩端螺旋体病的建议仍然是青霉素、氨苄西林、头孢曲松或头孢噻肟。在过敏的情况下或在非医院环境下可用口服多西环素或阿奇霉素替代。

耐药机制：钩端螺旋体对多种抗生素天然耐药，如磺胺类药物、萘啶酸、万古霉素等，导致这一天然耐药性的确切机制目前尚不清楚。但它对上述提到的可治疗药物，极少出现耐药性。[1]

---

[1] TROTT D J，ABRAHAM S，ADLER B. Antimicrobial Resistance in Leptospira，Brucella，and Other Rarely Investigated Veterinary and Zoonotic Pathogens [J]. Microbiol Spectr，2018，6（4）.

48. 谈"艾"色变

市郊外，一边是Ω实验室，另一边是一眼望不到边的城市公园。

"小微，你听说了没，隔壁公园即将举办一场音乐节，我们有时间约着一起去吧。"赵秋雨迈着飒爽的步伐走到小微博士边上坐下，她的头发似乎有些调皮，翘起了一撮呆毛，帅气中带着一丝可爱。

"好啊，我刚在手机上刷到，听说还请了一个外国乐队呢，你看这舞台搭建得也太震撼了！"小微举着手机拿给赵秋雨看。

看着一旁坐着翻书的沈教授，赵秋雨笑道："沈教授跟我们去感受一下年轻人的氛围呗，可热闹了。""哈哈哈，我这个老人家还是算了，你们可以问问林翎和慕慕。"沈教授抬起头冲着二人笑了笑。

然而从远处传来的警笛声终止了这场音乐节的计划，众人放下了手中的工作快速跑到门口。

"咦，这人怎么这么像音乐节上面的那个歌手啊。"小微看着眼前送来的患者疑惑地出声。"就是他！"负责医生回答道，并迅速将患者推入治疗室内。

在众人做好防护措施进入治疗室后，从负责医生那儿得知：患者男，持续性不规则发热38℃一月有余，乏力、头疼、恶心、呕吐，并伴有淋巴结肿大等症状，且半年来体重下降明显。

张慕慕教授在初步了解后对患者进行检查，发现患者颈部、腹股沟等浅表淋巴结肿大更为明显，有1~2cm，且皮肤上出现带状疱疹等。"头疼、恶心、呕吐，小微，先推患者去做一个脑部CT检查。"张慕慕教授转头看向身边的小微博士。"好！"小微应声回答。

"慕慕教授，患者脑部CT一切正常！"小微博士推着患者回来。

"正常？"张慕慕教授看着眼前头疼哀嚎的患者，不由得轻蹙眉头。

赵秋雨看见面露难色的张慕慕教授说道："慕慕教授，要不我和小微先用人体遨游器进入患者体内，看看是什么原因造成的。"

"好，那就麻烦你们了！"张慕慕教授点了点头。

赵秋雨快速调试好设备，转头看向小微博士。两人相视一笑，默契十足地进入人体遨游器。"好姐妹，这次我们又要一起并肩作战了！"两人的眼神坚定而又明亮。

关上人体遨游器的舱门，一旁的沈教授通过缩小射线改变胶囊运输船的大小，通过给患者服用后，两人顺着气管进入患者体内。

这时，得到消息的林翎也进入了治疗室。

而在治疗室的沈教授也通过显示屏得知赵秋雨两人的方位，便远程裂解胶囊运输船，释放出人体遨游器，赵秋雨和小微博士便可在患者体内自由进入。

沿着气管一路向下，二人初步遨游一圈，发现该患者器官均无问题。小微博士便反馈给了外面的沈教授和张慕慕教授："慕慕教授，患者体内器官均无发现问题，是否继续探查？""排除器官问题，你们往血管内继续探查！"张慕慕教授手握住连接人体遨游器的话筒，盯着眼前的显示屏，似乎发现了什么不对的地方，严肃地对她们回话道。

"收到指令！"两人听到张慕慕教授的话后，赵秋雨果断地拉停前进的操作杆，改变了前进方向。

穿过血管壁，两人进入患者血管内。

通过人体遨游器的透明舱体，小微博士看着外面的红白细胞血小板，慢慢地也察觉到了不对劲的地方，"秋雨，你有没有觉得患者血液内的淋巴细胞较正常人来说明显减少。""是的，尤其是$CD4^+T$淋巴细胞！"赵秋雨盯着前方，而手放在操作杆上不断地调整前进方向。

这时，两人发现前方出现了病毒，不由得神情严肃起来。小微看着前方，"秋雨，打开透射放大镜对准前面的病毒。""好嘞！"赵秋雨手指快速地在键盘上操作着。

通过透射放大镜的照射，病毒的形态特征也在显示屏上不停地跳动着。众人看见病毒外形呈球形，并且有包膜，包膜上有乳突形成的突起，能够附着于细胞表面，整个病毒呈球形，表面有棘突。而病毒外膜嵌有病毒蛋白gp120与gp41。看着眼前的一条条病毒形态信息的跳出，熟知各种病原微生物特性的小微博士脑中也不断地做出判断："这是人类免疫缺陷病毒，也就是艾滋病毒！"

在外面的沈教授和张慕慕教授相视一眼，便看向了躺在床上的患者。沈教授出声："好，你们先出来吧，注意安全！"即便是人体遨游器材质的特殊性完全可以抵御各种细菌病毒的侵入，沈教授还是不由得嘱咐二人。

得知患者是艾滋病感染者，结合患者脑部疼痛，张慕慕教授很快进行了接下来的动作。"林翎，我采集患者的脑脊液和血液一并送你那儿做检测。"

"好！"林翎随即应下。

只见张教授麻利地采集好患者血液，紧接着开始测量患者脑脊液压力。她让患者侧躺，低头，双手抱膝，使得腰椎间隙充分打开，在选取腰椎的腰

3/4间隙后,进行消毒、局麻、穿刺。在整个脑脊液留取过程中根据脑脊液压力抽取,缓慢、细心,看得边上的沈教授也不由得点头称赞。抽取结束后,不忘嘱咐患者去枕平卧6小时休息。

这边,林翎在拿到标本后也迅速地回到了检验科。

先将患者血液用ELISA法和核酸检测,均呈阳性反应。后将脑脊液通过墨汁染色,可看见圆形菌体外有透明且肥厚的荚膜,为新型隐球菌形态;宏基因组学二代测序结果也显示所检测标本菌种为新型隐球菌。

回到治疗室的林翎跟张慕慕教授说了检测结果。

"该患者属于艾滋病患者伴有新型隐球菌脑膜炎,我们先对该患者进行抗真菌治疗:两性霉素B和氟胞嘧啶联合用药进行诱导治疗❶,使脑脊液中新型隐球菌转阴。"张慕慕教授随即说出了自己的治疗方案。沈教授在一旁也对该方案表示赞同。

几周后,该患者复查新型隐球菌转阴,他的朋友便带他回到了自己的国家。

而在Ω实验室内,大家还在就艾滋病这一问题进行探讨。

"艾滋病病毒在体外生存能力极差,不耐高温,只能在血液和体液中活的细胞中生存。在56℃条件下30分钟即失去活性,常温下,在体外的血液中只可存活数小时,液体用70%乙醇等消毒液也可灭活病毒。所以一般情况下,HIV感染者或获得性免疫缺陷综合征患者均无须隔离治疗。"小微博士通过对病毒微生物的了解,说出了对无症状HIV感染者仍可保持正常的工作和生活的原因。

---

❶ 廖一兰,孟召友,唐朋,等. 临床药师参与1例曲霉菌引起的感染性心内膜炎患者治疗的药学实践[J]. 中国医院药学杂志,2021,41(16):1690-1693.

"现在抗病毒治疗是艾滋病治疗的关键。"张慕慕教授提出了自己的看法，林翎点了点头："随着采用高效抗反转录病毒联合疗法的应用，大大提高了抗HIV的疗效。1996年，美籍华裔科学家何大一提出了高效抗反转录病毒治疗俗称鸡尾酒疗法，即联合三种或三种以上的抗病毒药物来治疗艾滋病。该疗法的应用可以减少单一用药产生的抗药性，最大限度地抑制病毒的复制。"

　　"目前艾滋病能痊愈的病例在全球少之又少，且没有预防艾滋病的相关疫苗，采取相关预防措施是最重要的。我觉得应该加大对艾滋病的科普宣传，加强大家对艾滋的认识度。"赵秋雨说出了自己的想法。

　　沈教授也在一旁认同赵秋雨的想法："秋雨的想法很好，我去联系相关部门，把这一想法落实下去，让更多人认识艾滋，预防艾滋！"

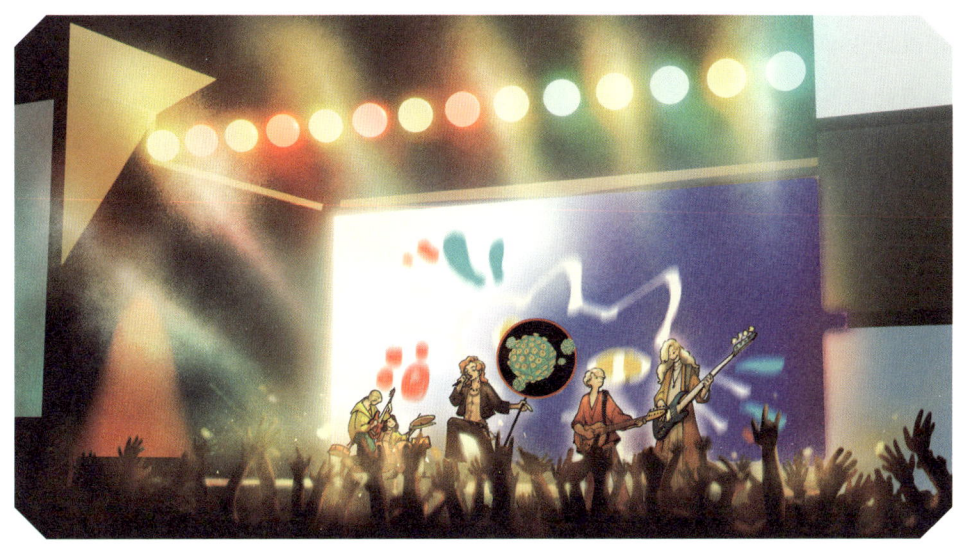

▲ 小心防范艾滋病

科学白话说

HIV 治疗和耐药：1987年3月，美国食品药品监督管理局（Food and Drug Administration，FDA）批准了抗HIV-1药物齐多夫定，时至今日FDA已经批准30多种用于治疗HIV感染的药物。但是在疫苗的研发上遇到了一定的困难，无法诱导产生中和抗体，由于病毒基因的多样性和动物模型受限，因此宣传防控成为重中之重。HIV感染进展到艾滋病后，平均存活期仅12~18个月，病死率高。因此一旦确认感染HIV，需要立即开展抗病毒治疗。目前根据药物靶点不同，HIV治疗药物一般分为六大类，其中包括非核苷类逆转录酶抑制剂（NNRTIs）、核苷逆转录酶抑制剂（NRTIs）、蛋白酶抑制剂（PIs）、进入抑制剂、整合酶抑制剂（InStis）和衣壳蛋白抑制剂。❶抗病毒治疗通常采用"高效抗反转录病毒治疗"（Highly active anti-retroviral therapy, HAART），俗称"鸡尾酒疗法"。该疗法由美籍华裔科学家何大一于1996年提出，需要联合三种或三种以上的抗病毒药物来治疗艾滋病。该疗法的应用可以减少单一用药产生的抗药性，最大限度地抑制病毒的复制。如果患者对服药的依从性不好、血浆中的药物浓度水平不足，那么体内病毒就不能被完全抑制。由于HIV是逆转录病毒，缺乏纠错功能，病毒在高速复制中会产生高突变和新病毒株，而在高突变和新病毒株中会存在"适者生存"的耐药株（K103N突变株、M184V/I突变株等），那么原先使用的药物将失去抗病毒作用产生耐药。❷❸

---

❶ QUARTUCCIO L，BENUCCI M，DE VITA S. Answer to Vieira et al. "Cytokine Profile as a Prognostic Tool in Coronavirus Disease 2019". Joint Bone Spine 2020. Doi：10.1016/j.jbspin.2020.09.006 [J]. Joint Bone Spine，2021，88（1）：105076.

❷ HAN S，LU Y. Fluorine in Anti-HIV Drugs Approved by FDA from 1981 to 2023 [J]. Eur J Med Chem，2023，258：115586.

❸ MBUAGBAW L，GARCIA C，BRENNER B，et al. Checklist for Studies of HIV Drug Resistance Prevalence or Incidence：Rationale and Recommended Use [J]. Lancet HIV，2023，10（10）：e684-e689.

不仅仅是虫

49. 利什曼原虫——被忽视的"感冒"

"小微博士，准备接收一位外院转送过来的患者。"本来轮到休息的沈教授也闲不下来，在家接到地方医院一例疑难杂症病例的求助电话，立即答应患者转院过来进行全面检查。

"收到，沈教授，我在治疗室这边等待，信息网已收到地方医院传输的患者信息和检查结果。患者，男，33岁，反复发热症状，还有食欲减退、腹痛、腹泻等胃肠道症状。在病程中症状缓解与加重交替出现，历时1月有余。上周处于缓解期，体温有所下降，发热症状和胃肠道症状均有减轻，今天又复发，且高热持续不退，最高温度39℃。今日查体发现脾和淋巴结均有肿大，血液检查血常规结果出现红细胞、白细胞及血小板减少现象。生化结果显示血浆内白蛋白明显减少，球蛋白增加，白蛋白与球蛋白的比例出现倒置。尿检出现尿蛋白（++）、尿隐血（+）。症状出现最初以为是普通感冒，患者也未引起重视，分别服用过乙酰氨基酚和布洛芬，但是效果均不明显。当地医生也使用了奥司他韦进行抗流感病毒治疗，效果也不是很好。后来还做了肺炎支原体、肺炎衣原体、甲乙型流感病毒、腺病毒等，但检测结果均为阴性，甚至考虑到了白血病、肺结核，但又都被排除了，到现在都还没找到病因。"

"脾大、淋巴结肿大，可见是有细胞增生；白细胞比例异常、尿蛋白阳性，说明有肝脏受损。反复发热这么久，情况不容乐观啊。通知一下林翎和赵秋雨，患者一旦送达就启动人体遨游器进行探查。"沈教授一边从家里赶过来，一边有条不紊地分配任务。

赵秋雨调试好设备参数，小微博士已进入人体遨游器。各项准备完毕后，经过启动缩小射线的微缩技术，人体遨游器被缩小成玩具模型大小装入胶囊运输船中，经过缩小射线的再次照射缩小，胶囊运输船变成胶囊大小，人体遨游器也缩小到纳米级别。一切准备就绪，患者也送至治疗室。没有浪费时间，林翎把准备好的胶囊送到患者手上，介绍道："这是我们最先进的发明之一，缩小后的人体遨游器可以在人体内自由地穿梭，到达任何我们需要到达的部位，进行更直观、更详细的观察。"

随着吞咽动作的发生，小微博士开启了她的此次微观世界之旅。胶囊运输船裂解后人体遨游器的摄像头所扫视到的出现在显示屏上。"你们看，这是什么？"镜头定格在巨噬细胞内一个个圆形或卵圆形的细小虫体上，大小约(2.9~5.2)×(1.8~4.0) μm，直径为2.4~5.2 μm。虫体内有一个较大的圆形核，核旁有一呈细小杆状的动基体，放大时可见虫体前端颗粒状的基体发出一条根丝体，由于基体靠近动基体，不易区分开。随着透视放大镜的参数调整，显示屏里出现了虫体的内部结构，可以看到虫体由内外两层表膜包被，每一层为一个单位膜。在内层表膜下有排列整齐的管状纤维，又称膜下微管，微管的数目、直径、间距等在种、株鉴定上有一定意义。虫体前端的表膜向内凹陷形成一袋状腔，即鞭毛袋，内有一根很短的鞭毛，即根丝体。基体为中空圆形，动基体为腊肠状且其内有一束与长轴平行的纤丝，该纤丝由DNA组成，实际上动基体是一个大线粒体。其他线粒体则呈泡状或管状，内有少数排列不整齐的板状嵴。内质网不发达，呈管状或泡状。有一个卵圆形大小约 1.5×1.0 um 的核，核膜两层可见核孔，核仁 1~2 个。

小微博士皱着眉头说道："观察到这里，不难看出这是利什曼原虫的无鞭毛体。利什曼原虫为单核吞噬细胞内的专性寄生虫，其生活史需经脊椎动物和节肢动物两个不同宿主，原虫的形态和生理生化特点亦随之而异。寄生于白蛉消化道称为前鞭毛体（promastigote），在哺乳动物内为无鞭毛体（Amastigote），又称利杜体（Leishman-Donovan body）。当受染白蛉叮咬人时，将前鞭毛体注入皮下组织，少部分被中性粒细胞破坏，大部分被网状内皮系统的巨噬细胞所吞噬。前鞭毛体进入巨噬细胞后逐渐变圆，失去其鞭毛的体外部分，转化为无鞭毛体。此时巨噬细胞内形成纳虫空泡，虫体在纳虫空泡内不但可以存活，而且还能进行分裂繁殖，最终导致巨噬细胞破裂。游离的无鞭毛体又可被其他巨噬细胞吞噬，如此反复，导致机体单核-巨噬细胞大量增生，以及继发的阻塞性充血都是肝、脾、淋巴结肿大的基本原因。因网状内皮系统不断增生，浆细胞大量增加，导致血浆球蛋白增高，加之肝脏受损，合成白蛋白减少，致使血浆白蛋白、球蛋白比值（A/G）倒置。由于粒细胞及免疫活性细胞的减少，导致机体免疫功能低下，继发感染易发。"

安全退出患者体内，小微博士又为其进行高通量二代测序（NGS）和骨髓穿刺检查，最终结果显示为黑热病（利什曼原虫引起）。经过引导性询问，才了解到患者在三个月前也就是七月曾去朋友的老家——山西，旅游十几天，其间曾一起爬山、野餐、露营，山上的蚊虫对于他这个招蚊体质来说，那是相当多，每次都会被叮咬出十几个大包。白蛉在中国分布很广，主要传播媒介中华白蛉在长江以北一带活跃，长江以南罕见。我国的甘肃、四川、陕西、山西、河南、河北、新疆、内蒙古均有报告过黑热病。白蛉在 5~9 月进入活跃期，在此期间需要尽量避免前往白蛉活跃区域或有黑热病报告地区，结合此次病情，考虑患者在此旅游期间受到感染。

所幸此次送到 Ω 实验室，最终发现病因，及时用药，患者也非常配合，治疗期间卧床休息，每日补充多种维生素及营养丰富的食物，如鸡蛋，猪肝等，目前恢复情况良好。

针对此次病例，林翎感叹道："黑热病目前的治疗费用昂贵，少数治疗药物毒性高，容易产生耐药性，而且缺乏疫苗。最常用葡萄糖酸锑钠注射液（斯锑黑克疗法），抗锑病人经锑剂三个疗程以上仍未痊愈可采用喷地脒、羟脒芪或两性霉素B药物进行治疗。倘若存在并发症，预后效果更不好。几十年来，五价锑一直被认为是利什曼病的主要疗法，但这种药物有多种毒性，而且由于寄生虫产生抗药性，其疗效越来越差。具体的耐药机制尚不清楚，防控和监测工作推进缓慢，疫苗和药物研制停滞不前，考验我们医疗科研智慧的时刻又到了！"

林翎的一番话得到了沈教授的高度赞同："这是一个很好的科研方向，我们接下来可以试着朝这个方面探索。"

科学白话说

利什曼原虫：属于鞭毛纲，动质体目，锥体虫科，利什曼虫属。细胞内寄生的鞭毛虫，生活史中有前鞭毛体（在无脊椎动物消化道内寄生）和无鞭毛体（在人或脊椎动物的网状内皮系统吞噬细胞内寄生）两个时期，必须经过2个宿主。传播媒介主要为白蛉。能引起黑热病，又名黑热病原虫。

致病机制：感染后临床特征主要表现为长期不规则的发热、脾大、贫血、消瘦、鼻和齿龈出血等，血浆内清蛋白量减少，球蛋白增加，出现白球比例倒置。由于脾功能亢进，血细胞在脾内遭到大量破坏，血液中红细胞、白细胞及血小板都减少。经尿排出的白蛋白增加，尿蛋白及血尿的出现可能与肾小球淀粉样变性及肾小球内有免疫复合物的沉积有关。患黑热病时出现免疫缺陷，易并发各种感染疾病，是造成黑热病患者死亡的主要原因。

检测技术：在骨髓、淋巴结或肝脾的穿刺物经涂片、染色，镜检找到病原体是确诊的主要依据；免疫学检查的血清特异性抗原抗体检测阳性；分子生物学方法如PCR方法及DNA探针技术等。

治疗和耐药机制：目前有多种治疗利什曼病的方法，一线和二线治疗的选择因疾病类型而异，而且通常以地区实践为指导。几十年来，五价锑一直被认为是利什曼病的主要疗法，但这种药物有多种毒性，而且由于寄生虫产生抗药性，其疗效越来越差。在不同的临床情况下，根据不同地区的可用性和有效性，使用其他替代药物，如多烯两性霉素B、巴龙霉素、喷他脒、米替福新、咪喹莫特、唑类等，或者冷冻疗法、热疗及免疫疗法。❶利什曼原虫的具体耐药机制尚不清楚，有报道可能是蛋白质水平表达差异导致寄生虫对药物产生耐药。❷EFR1基因扩增亦可导致利什曼原虫对特比萘芬产生耐药性。❸

---

❶ MCGWIRE B S，SATOSKAR A R. Leishmaniasis : Clinical Syndromes and Treatment [J]. QJM，2014，107（1）：7-14.

❷ ÖZBILGIN A，ZEYREK F Y，GÜRAY M Z，et al. Determination of Antimony Resistance Mechanism of Leishmania Tropica Causing Cutaneous Leishmaniasis in Turkey [J]. Mikrobiyol Bul，2020，54（3）：444-462.

❸ POTVIN J É，FANI F，QUEFFEULOU M，et al. Increased Copy Number of the Target Gene Squalene Monooxygenase as the Main Resistance Mechanism to Terbinafine in Leishmania Infantum [J]. Int J Parasitol Drugs Drug Resist，2023，23：37-43.

50. 一个关于"疟"的故事——疟原虫

市郊通往 Ω 实验室的马路上，这时候什么扰攘都没有，火辣辣的太阳照在笔直的路面上卷起一股热浪，酷热融合在空气里。一阵闷热的夏风迎面吹来，瞬时带来一股沉重闷人的压迫。在这样的午后，人们总是特别容易露出倦怠的姿态，就像刚睡醒似的，昏昏沉沉不想动弹。小微博士和赵秋雨正坐在办公室里享受餐后咖啡，为下午的工作提神醒脑，两人随意聊了起来，姿态轻松惬意。

"咚咚咚"的敲门声响起，原来是急诊值班的一位年轻医生来呼叫场外求援。"刚接班时，来了一位患者，自述反复发热，去当地医院做过常见病排查，也采取了很多方式，得到的都是似是而非的结果，体温也还是反反复复，经推荐来我们医院。我看了他带来的各项检查报告，前几天常有疲乏、头痛、肌肉痛、畏寒和低热等，网织红细胞稍有增高，血常规显示有贫血和血小板降低，已排除了肝胆系统、血液系统疾病。暂时还未找到发热原因。小微博士，请你们帮忙会诊一下。""不明原因发热……有没有询问过流行病学史？"小微博士问道。"有的，患者说最近都在家，没有外出。"赵秋雨说道："那我们一起去看看吧。"

"小姑娘，我跟你说，三四月去云南旅游还是不错的，这个时候的云南啊……"还没推开诊间的门就听到那位患者与护士热烈的交流声。小微博士和赵秋雨对视了一眼,心里都不由有了一个猜想。推开门,小微博士笑道:"大爷,您怎么这么了解云南,还推销起云南旅游了?"王大爷笑道:"嘿嘿,是我孙女,嫁到了那边,上个月我刚去参加了他们的婚礼,住了几天,被他们带着看风景、吃美食。"小微博士附和:"那是您有福气,小辈们孝顺啊!大爷,能具体说说这次的发热吗?是不是先后出现寒战、发热、出汗,接着又退热的周期性症状,还会间歇性发作?""对对对,小姑娘厉害了,我这是什么原因啊,反反复复,把我这老骨头都要折腾散架了,哎!"王大爷连连点头应是。小微博士接着说道:"大爷您现在还在发热,体温有38.9℃,我们再验个血看看,好对症下药。"

护士带着患者去检验科采血,三人就讨论开了。

急诊医生说:"患者之前的流行病学史回复不全面,结合临床表现考虑为疟原虫感染的概率很大!疟疾的一次典型发作就表现为寒战、高热和出汗退热三个连续阶段。由于红细胞内期的裂体经过多代增殖后,胀破红细胞,大量的裂殖子、原虫代谢产物及红细胞碎片进入血液,引起巨噬细胞、中性粒细胞吞噬并刺激这些细胞产生内源性热原质,血中原虫的密度达到发热阈值,机体的体温调节中枢引起发热。随着血内刺激物被吞噬和降解,机体通过大量出汗,体温逐渐恢复正常,进入发作间歇阶段。疟疾发作次数主要取决于患者的适当治疗与机体免疫力增强的速度,随着机体对疟原虫产生的免疫力逐渐增强,大量原虫被消灭,发作可自行停止。"

赵秋雨接着说:"疟疾俗称'打摆子'或'寒热病',是一种由按蚊叮咬后感染疟原虫而引起的虫媒传染病,在世界上肆虐的时间已超两千年,34亿人口受到威胁,属于我国法定乙类传染病。由于对氯喹等原有抗疟药产生抗性，疟疾对人类健康问题构成了重大的威胁，找到新抗疟药物是全球的迫切需求。屠呦呦是抗疟新药青蒿素的第一发明人，经过60多年的中医药研究实践，带领团队攻坚克难，经无数次实验研究发现了青蒿素，解决了抗疟治疗失效难题，挽救了全球数以百万计疟疾患者的生命，为中医药科技创新和人类健康事业作出重要贡献。与其他抗疟药物相比，青蒿素类药物具有高效、快速清除疟原虫作用，但因其在体内的半衰期较短，为达到彻底清除疟原虫同时减缓抗性，建议将青蒿素及其衍生物与其他抗疟药物联合使用。2006年，世界卫生组织（WHO）推荐使用以青蒿素为基础的联合用药（ACTs），作为治疗恶性疟的一线药物。2009年，我国国家卫生健康委员会颁布的《抗疟药物使用原则和用药方案（修订稿）》，采用以青蒿素类药物为基础的复方或联合用药治疗恶性疟，其中双氢青蒿素哌喹片在我国使用最为广泛。"

小微博士感慨："是啊，而且最近30年在疟疾疫苗的研究上也取得了明显的成果。已研制出了一系列针对不同时期生活史的疟原虫的候选疫苗，可分为子孢子疫苗（抗感染疫苗）、肝期疫苗（抗红细胞外期疫苗）、无性血液期疫苗（抗红细胞内期疫苗和抗裂殖子疫苗）和有性期疫苗（传播阻断疫苗）等。由于疟原虫抗原虫期多、抗原成分复杂，因此单一抗原成分的疫苗免疫效果较差。多虫期多抗原复合疫苗是研究的重点，其中有些已取得令人鼓舞的结果，如利用疟原虫CS段重复序列的B细胞表位和非重复区的辅助T细胞表位组成的多抗原系统（MASP），免疫动物后能产生较高的保护性免疫力，但离实际应用还有一段距离。2021年，世界卫生组织建议生活在恶性疟原虫中高度地区的儿童广泛使用RTS，S/AS01疟疾疫苗，该疫苗已被证明能显著减少幼儿中的疟疾病例。2023年，世界卫生组织建议使用第二种安全有效的疟疾疫苗R21/Matrix-M。这两种疟疾疫苗的应用有望大幅度降低非洲的疟疾感染率。"

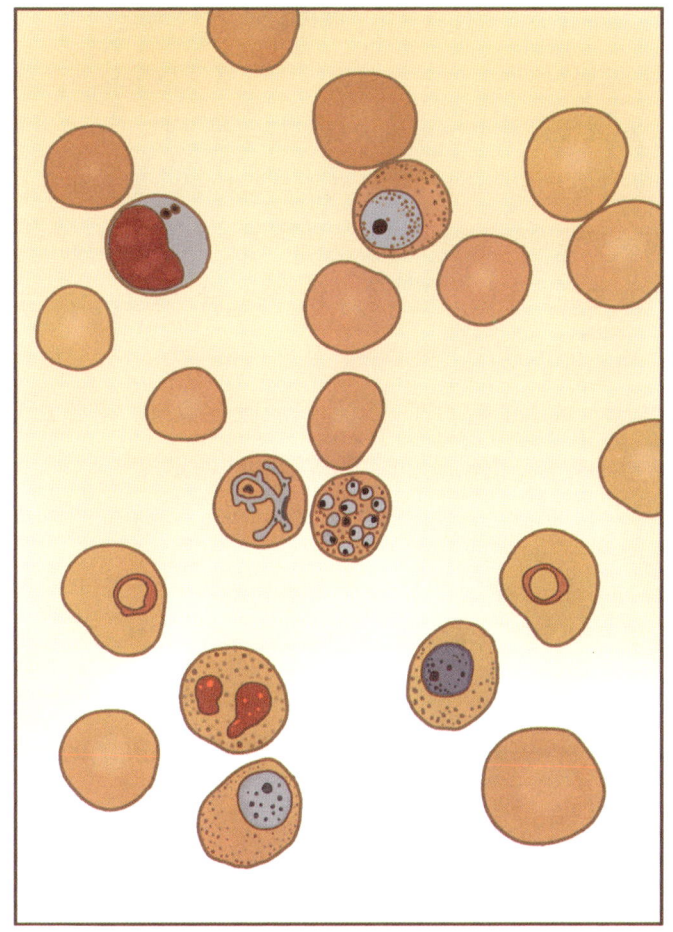

▲ 血细胞中的疟原虫：不同种类的疟原虫会使红细胞呈现不同的形状，并且它们各自形态也不同

这时，检验科来电，"小微博士，你好，刚才送过来的患者的全血标本疟原虫抗原快速检测显示恶性疟原虫抗原阳性。薄血膜镜检可见大量环状体，感染的红细胞大小正常，颜色较深；虫体较小，约为红细胞直径的1/5~1/6，可见一个或两个红色的核，胞浆呈蓝色纤细环状，单个或多个原虫寄生于一个红细胞内。正式报告已审核可以去自助打印机上打印报告单。"小微博士说："好的，我们马上开药治疗。"话落，小微博士给患者开了双氢青蒿素哌喹片用于口服。双氢青蒿素哌喹片为双氢青蒿素和哌喹组成的复方制剂。双氢青蒿素为青蒿素的衍生物，是青蒿素的体内活性物质，对疟原虫无性体有较强的杀灭作用，能迅速杀灭疟原虫，从而控制症状。双氢青蒿素的耐药性培育实验显示其不易产生耐药性。该药口服吸收良好，起效迅速，1小时左右血药浓度即可达峰值，体内分布广，排泄和代谢迅速。

✍ 科学白话说

疟原虫：属于无类椎体纲，血孢子虫目，疟原虫科，疟原虫属。疟原虫种类繁多，是人疟疾的病原体。寄生于人类的疟原虫有4种，即恶性疟原虫 [*Plasmodium falciparum* (Welch, 1897) Schaudinn, 1902]、间日疟原虫 [*Plasmodium vivax* (Grassi and Felletti, 1890) Labbe, 1899]、三日疟原虫 [*Plasmodium malariae* (Laveran, 1881) Grassi and Felletti, 1890] 和卵形疟原虫 (*Plasmodium ovale* Stephens, 1922)，分别引起恶性疟、间日疟、三日疟和卵形疟。我国主要感染为恶性和间日疟疾，偶尔有传入性三日和卵形疟疾。疟原虫的基本结构包括核、胞质、胞膜及疟色素。血片经姬氏或瑞氏染液染色后，核呈紫红色，胞质为天蓝至深蓝色，疟色素呈棕黄色、棕褐色或黑褐色。四种人体疟原虫的基本结构相同，但发育期的形态又各有不同，可资鉴别。

致病机制：感染后典型发作表现为寒战、高热和出汗退热三个连续阶段。主要致病阶段是红细胞内期的裂体增殖期。致病力强弱与侵入的虫种、数量和人体免疫状态有关。

检测技术：病原学诊断是厚薄血涂片，镜检结果阳性，是确诊疟疾的"金标准"。目前，临床使用较多的免疫学诊断为循环抗原或抗体的检测，如疟原虫抗原检测快速诊断方法（rapid diagnostic test，RDT），在临床诊断上快速诊断试纸条可与镜检疟原虫相互补充。也可进行分子生物学技术，即核酸检验，其最大的优点是对低原虫血症检出率较高。

治疗和耐药机制：在过去的15年里，疟疾管理在个体和人群层面都发生了重大变化。青蒿素联合疗法（ACT）及广泛分发的带有杀虫剂处理的蚊帐，共同促成了全球疟疾传播的显著减少。针对间日疟疾的ACT已经取代了较旧的治疗方法，因为它们具有无可争议的生存优势、安全性和耐受性。此外，已经转向了对所有人类疟疾感染采用统一的ACT治疗。[1]青蒿素耐药性主要是由恶性疟Kelch13蛋白（K13）的突变导致的，该蛋白参与多个细胞内过程，包括血红蛋白的内吞作用，这对寄生虫的生长和青蒿素的活化是必需的。[2]

---

[1] KATHERINE P, STIJE J L, HUGH W F K, et al. Malaria: What's New in the Management of Malaria? [J] Infect Dis Clin North Am，2019，33（1）：39-60.

[2] WICHT K J，MOK S，FIDOCK D A. Molecular Mechanisms of Drug Resistance in Plasmodium falciparum Malaria [J]. Annu Rev Microbiol，2020，8（74）：431-454.

51. 钉螺内暗藏的"致命杀手"
——血吸虫

"Ω实验室是一个急救与科研并体的实验室,若出现为社会做贡献的机会我们会牢牢把握。此次响应国家号召,奋力开展创新形势下血防工作新局面。受到省血防站的邀请,带上我们的高科技设备,参与他们此次的下乡查病及宣传活动,希望随着科普的深入,让那些在血吸虫病流行区从事水运相关工作的人们加强防病意识。此次外出任务就辛苦小微博士和林翎,有事随时联系我。"沈教授在会议上宣布了接下来的任务。

春季气候温暖,雨水多,最适宜钉螺活动,农民春耕繁忙,下水频繁,感染的机会较多;夏季气温高,下河游泳的人不少,接触时间长,身体暴露面积大,若接触为疫水则急性血吸虫感染最为常见;秋季温度也适宜钉螺活动,且又是捕鱼的好季节,人们下湖捕鱼捉虾,发生急性感染的概率也会增高。凡是生活在血吸虫病流行区或到过疫区的人,如果接触过疫水,都有感染血吸虫的可能。所以响应国家号召,血防站启动了"灭螺治病—急感防控—拓展血防文化建设"下乡活动,持续推进血防健康教育,为血防事业高质量发展注入新的动力。

由当地村干部配合组织村民,在村委会的文化礼堂以授课形式进行健康教育普及,之后再进行采血检查。小微博士笑着走上讲台开始授课:"很荣幸能和各位叔伯婶姨、大朋友、小朋友们分享学习,下面我们就通过一个案例来慢慢认识血吸虫病及它的传播方式和相应的防治措施。李某，男，35岁，一日田间劳作结束后，两小腿及前臂远端有瘙痒感，随即出现粟粒大小的红色丘疹，几小时后发展成绿豆大小水肿性红色丘疹，周围有明显浸润及红晕。未引起重视，两周后症状未减轻，还出现了畏寒、发热、多汗、干咳，偶见痰中带血丝，有气促、胸腹部疼痛等症状，来医院检查。可以看出患者皮肤已出现典型的尾蚴皮炎症状，最后经检查发现是血吸虫病。血吸虫病是由于人体感染了血吸虫所致的一种严重传染性疾病，主要通过皮肤、黏膜与疫水接触受染。钉螺是血吸虫的中间宿主，具有很强的生命力和繁殖力，感染率与当地钉螺受染率成正比。患者以渔民、农民为多，男多于女，尤以15~30岁的青壮年因反复接触疫水而感染率较高。随着春耕生产逐渐展开，此时期感染血吸虫病的风险也在提升。下面我们来认识一下血吸虫，以下几张照片是征得患者同意后，经人体遨游器拍摄所制成的示教片。"

为了方便大家理解，以及更深入地认识血吸虫，小微博士的PPT呈现大量的图片，"血吸虫的发育和繁殖包括虫卵、毛蚴、尾蚴、童虫、成虫五个阶段。各阶段周而复始，不断地危害着人们的生命与健康。我们先来看一下雌雄异体的成虫。雄虫粗短，乳白色，平均体长16mm，前端有发达的口吸盘和腹吸盘，腹吸盘以下虫体向两侧延展，略向腹面卷曲形成抱雌沟，外观呈圆筒状。雌虫前细后粗，深褐色，平均体长20mm，口、腹吸盘比雄虫小，常居留于抱雌沟内。雌雄合抱寄生于人及哺乳动物的肝门静脉和肠系膜静脉系统中。虫体借吸盘吸附于静脉内壁，通过口、腹吸盘的一吸一离逆血流匍匐移行至肠黏膜下层的静脉末梢，在此处交配产卵。再来看看在患者大便中找到并拍摄下来的虫卵。虫卵很小，平均67 μm × 89 μm，要在显微镜才能看见，椭圆形，淡黄色，卵壳厚薄均匀，无卵盖，卵壳一侧有一小棘，成熟虫卵内含有一毛蚴。部分虫卵随坏死组织向肠腔溃破，混于粪中排出宿主体外。含有血吸虫卵的大便污染了水源，在水温25~30℃的情况下经4小时左右孵出毛蚴。毛蚴呈梨形或长椭圆形，左右对称，周身被有纤毛，平均大小为35 μm×99 μm。毛蚴浮游于水中，遇中间宿主钉螺时主动钻入钉螺体内，增殖发育成母胞蚴、子胞蚴，直至尾蚴，再逸出螺体浮于水面。尾蚴为血吸虫的感染阶段，当人畜接触疫水时，尾蚴以口、腹吸盘附着皮肤，穿刺腺分泌溶蛋白酶类物质溶解皮肤组织，并迅速脱尾侵入皮肤转变为童虫。童虫经微血管或淋巴管进入静脉，随血流经右心—肺—左心进入体循环，其中部分到肠系膜静脉，随血流移行到肝内门静脉系统分支，发育为成虫后再逆行到肠系膜静脉中定居。尾蚴侵入宿主24天后，成虫雌雄合抱、交配产卵，每条雌虫每天可产卵两三千个，5周后宿主粪便中可出现虫卵。血吸虫在人体内可存活长达30年至40年。"

"认识了血吸虫的传染方式之后，我们就要想办法去预防和治疗。尽量不在有钉螺分布的湖水、河塘、水渠里游泳或戏水，但由于生产生活不可避免接触疫水者，可在接触疫水前涂抹防护油膏，预防血吸虫感染。对接触疫水的人员开展预防性服药，以减少'急感'的发生。急性期持续高热病人，可先用肾上腺皮质激素或解热剂缓解中毒症状和降温处理。对慢性和晚期患者，应加强营养给予高蛋白饮食和多种维生素，并注意对贫血的治疗，肝硬化有门脉高压时，应加强肝治疗，以及外科手术治疗。患有其他肠道寄生虫病者应驱虫治疗。吡喹酮是治疗血吸虫病的首选药物，具有高效、低毒、副作用轻、口服、疗程短等优点，对幼虫、童虫及成虫均有杀灭作用，对急性血吸虫病临床治疗治愈率很高。不良反应少而轻，可有头昏、乏力、出汗、轻度腹疼等。蒿甲醚和青蒿琥酯也可用于治疗血吸虫病。"

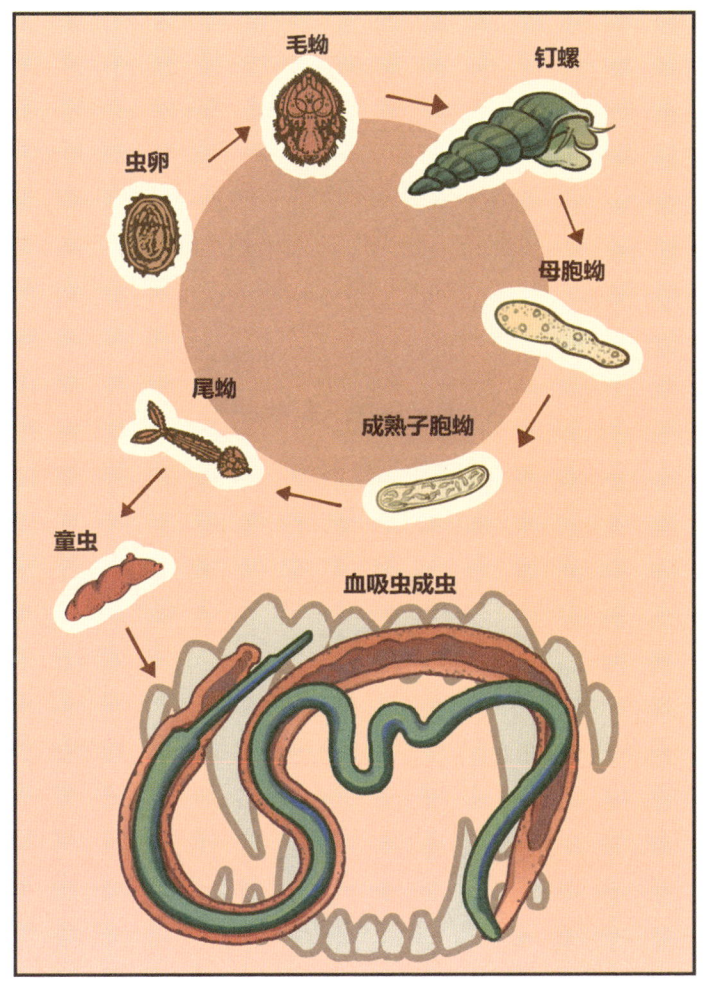

▲ 血吸虫的一生（感染钉螺）

"希望通过此次学习，以点带面，加强防治，降低感染，减少危害。接触疫水后或怀疑自己感染了血吸虫，或出现皮疹、发热、腹痛、腹泻、乏力、肝脏不适等症状时，应该提高警惕，要及时到当地血防站或医院进行必要的检查和早期治疗。接下来，请大家有序地到我们工作人员那边进行采血检查，感谢大家的配合！"

闻着稻香，倾听蛙鸣，近距离观察乡村，感受着丰年带来的幸福感，小微博士和林翎都感叹不虚此行，能为保证人民的生命健康而作出贡献是他们一直以来努力的方向！

科学白话说

血吸虫：属于吸虫纲，复殖目，裂科，血吸虫属，又称裂体吸虫。血吸虫病是由血吸虫寄生于人体所引起的一种地方性寄生虫病。寄生于人体的血吸虫有6种，以日本血吸虫、曼氏血吸虫、埃及血吸虫引起的血吸虫病流行范围最广，我国主要由日本血吸虫引起。

致病机制：由皮肤接触含尾蚴的疫水而感染，成虫寄生于人或哺乳动物的肠系膜静脉。虫卵沉积于肠壁及肝脏，或随粪便排出后在水中孵化成毛蚴。毛蚴侵入钉螺体内繁殖发育成许多尾蚴。尾蚴从螺体逸入水中，遇到人或哺乳动物即钻入皮肤变为童虫，进入静脉或淋巴管移行至肠系膜静脉中，直至发育为成虫，再产卵。临床表现复杂多样，急性期以发热、肝脾大、腹痛、腹泻、血中嗜酸性粒细胞显著增多为特征，慢性期症状多不明显，晚期发展为肝纤维化。

检测技术：合理搭配，综合判断。病原诊断即从粪便内或直肠黏膜活体组织中检查虫卵及孵化毛蚴（直接涂片法、毛蚴孵化法、定量透明法、直肠黏膜活体组织检查等）。免疫诊断具有较高的敏感性和特异性，如皮内试验（IDT）、检测循环抗原、检测抗体（环卵沉淀试验、间接红细胞凝集试验、酶联免疫吸附试验、免疫酶染色试验等）。

治疗和耐药机制： 消除血吸虫病需要采取多方面的方法，包括：治疗；钉螺控制；信息、教育和宣传；改善水、环境卫生和个人卫生；准确诊断；以及随时适应社会生态环境的监测－反应系统。最有效和最广泛使用的化合物是吡喹酮，它是一种酰化喹啉－吡嗪衍生物，30多年来一直是治疗血吸虫病的主要药物。尽管吡喹酮对成年血吸虫有效，但由于其半衰期短（1~1.5小时），而且3~21天大的移行血吸虫对该药物难以耐受，因此不能用作化学预防药物［化学预防是指使用药物（按预防剂量给药）暂时保护进入高流行区的个人］。强效抗疟药青蒿琥酯和蒿甲醚来自药用植物黄花蒿的有效成分青蒿素，在人类和动物感染的头21天内对血吸虫有效，如果每两周给药一次，能够杀死所有未成熟的血吸虫。在血吸虫病持续传播的地区，蒿甲醚和其他青蒿素类药物可与吡喹酮联合使用，以提高治愈率。❶由于缺乏吡喹酮的确切作用机制，血吸虫的耐药机制仍不清楚。血吸虫可能通过在药物的作用靶点上发生基因突变，从而降低药物对其的效力。❷吡喹酮的作用靶点是血吸虫体内的钙离子通道，突变可能导致钙离子通道对吡喹酮的敏感性降低。

---

❶ MCMANUS DP, DUNNE DW, SACKO M, et al. Schistosomiasis [J]. Nat Rev Dis Primers, 2018, 4（1）: 13.

❷ CUPIT PM, CUNNINGHA, C. What is the Mechanism of Action of Praziquantel and How Might Resistance Strike? [J]. Fut Med Chem, 2015, 7: 701-705.